EPILEPSIE

Die Mites en die Feite

Bernadette Booysen

DIE MITES EN DIE FEITE

First edition. February 26, 2023.

ISBN: 979-8215711385

Written by Bernadette Booysen.

Also by Bernadette Booysen

Epilepsy
My Lessons and Experiences
The Myths and the Facts
Los Mitos y los Hechos
الأساطير و الحقائق
�����
Die Mythen und die Fakten
I Miti e i Fatti
Os Mitos e os Fatos
Мифы и факты
���� �� ����
�����
Les mythes et les faits
Die Mites en die Feite

Toewyding

Hierdie boek is opgedra aan jou, die leser. Jy is die persoon wat die inisiatief geneem het en hierdie boek gekoop het om jou kennis en bewustheid van epilepsie as 'n versteuring te verhoog. Dit is as gevolg van jou dat ons ander kan help om te verstaan, al is dit een klein dingetjie, oor epilepsie. Hierdie mites wat deur miljoene mense geglo word, moes verduidelik word, want die stigma wat deur hierdie mites veroorsaak word, veroorsaak dat mense met epilepsie skaam voel oor die siekte en die meeste mense met epilepsie ly aan depressie en angs as gevolg daarvan. So, hierdie boek is aan jou opgedra.

Die Mites

1.Epilepsie is skaars

2.Epilepsie is 'n geestesongesteldheid, 'n vorm van waansin of agterstand

3.Sit iets in die mond van iemand wat 'n aanval kry om te verhoed dat hulle hul tong sluk

4. Beperk of hou iemand vas wat 'n aanval kry

5.Jy kan iemand uit 'n beslaglegging laat 'snap'

6. Enige persoon wat met epilepsie gediagnoseer is, kan nie bestuur nie

7.Alle epileptici verloor hul bewussyn en kry stuiptrekkings

8.Epilepsie kan nie beheer word nie

9.Epilepsie is 'n lewenslange versteuring

10.Epilepsie maak nie dood nie

11.Slegs kinders kry epilepsie

12.Mense met epilepsie is gestremd en kan nie 'n normale lewe saam met 'n gesin en kinders lei nie

13.Vroue met epilepsie kan nie kinders hê nie en moet nooit trou nie

14. Alle epilepsie is geneties

15. Mense met epilepsie is mal, vervloek of besete deur bose geeste

16.Geen bekende mense het epilepsie gehad nie

17.Mense wat epilepsie het, is nie so slim soos die gemiddelde mens nie

18.Mense wat aanvalle kry, kan nie hoë druk of hoogs veeleisende werke hanteer nie

19.Mense met epilepsie lyk anders en jy kan hulle op sig sien deur hoe hulle lyk

20.Epilepsie gaan dikwels gepaard met ander fisiese kwale, gestremdhede en gestremdhede

21.Epilepsie is aansteeklik en die siekte kan deur 'n eenvoudige aanraking oorgedra word

22. Epilepsie kan nie veroorsaak word deur 'n gebeurtenis wat 'n lang tyd voor die eerste aanval plaasgevind het nie

23.Dit is moontlik om aanvalle te voorspel as jy net hard genoeg probeer

24. Die persoon wat die aanval het, het pyn tydens die aanval

25.Epilepsie kan nie effektief beheer word nie

26. Iemand met epilepsie bring stigma na die gesin en moet dus verswyg word

27. Doen kunsmatige asemhaling op iemand wat 'n beslaglegging kry

28. As iemand in die gesin epilepsie het, sal die kinders ook

29. Mense met epilepsie kan ander seermaak tydens 'n aanval

30. Daar is wette wat vroue met epilepsie verhoed om kinders te hê

31. Dit is nie veilig vir vroue met epilepsie om swanger te raak nie

32. Epilepsiemedikasie maak alle geboortebeperkingsmetodes minder effektief

33. Alle geboortebeperkingsmetodes verhoog die kans op aanvalle by vroue met epilepsie

34.Tieners met epilepsie kan nie universiteit bywoon nie

35.Tieners met epilepsie kan nie sport beoefen nie

36. Flitsende ligte of videospeletjies veroorsaak altyd aanvalle

37. Koorsaanvalle (wat deur hoë koors veroorsaak word) veroorsaak epilepsie by kinders

38. 'n Persoon wat epilepsie of aanvalle het, kan nie bloed gee nie

39. Die toedien van scarification kan epilepsie genees

40. Die gebruik van peper of ander konkoksies op die oë kan epilepsie genees

41.Brandende voete kan epilepsie genees

Die Feite

Mite 1: Epilepsie is skaars en daar is nie baie mense wat dit het nie.

Wêreldwyd word ongeveer 2,4 miljoen mense elke jaar met epilepsie gediagnoseer, byna tagtig persent in lae- en middelinkomstelande. Mense met epilepsie reageer ongeveer sewentig persent van die tyd op behandeling, maar ongeveer driekwart van mense met epilepsie kry nie die behandeling wat hulle nodig het nie.

Daar is meer as twee keer soveel mense met epilepsie in die Verenigde State as die aantal mense met serebrale gestremdheid (vyfhonderd duisend), spierdistrofie (twee honderd en vyftig duisend), veelvuldige sklerose (drie honderd en vyftig duisend) en sistiese fibrose (dertigduisend) saam. Epilepsie kan as 'n enkele toestand voorkom of kan ander toestande vergesel wat die brein beïnvloed, soos serebrale gestremdheid, verstandelike gestremdheid, outisme, Alzheimer's en traumatiese breinbesering.

Epilepsie is 'n algemene mediese toestand. Daar word beraam dat een uit twaalf mense 'n aanval in hul leeftyd sal kry, en ongeveer een uit elke honderd Kanadese het epilepsie. Epilepsie kan enigiemand affekteer, hoewel dit geneig is om meer algemeen by kinders en bejaardes te wees. Epilepsie word steeds verkeerd verstaan. Dit maak dinge moeiliker vir die baie mense wat daarmee saamleef, en hul familie en vriende. Jy kan help deur die feite te leer.

Meer as 2,7 miljoen mense in die Verenigde State het epilepsie. Dit is die derde mees algemene afwyking na Alzheimer's en beroerte. Epilepsie is gelyk in voorkoms aan serebrale gestremdheid, veelvuldige sklerose en Parkinson se siekte gekombineer. Epilepsie is vandag die mees algemene neurologiese toestand in die wêreld en diskrimineer nie van enige ouderdom, ras, sosio-ekonomiese of etniese agtergrond nie.

Na raming het vyftig miljoen mense in die wêreld epilepsie. Die aantal mense in die wêreld wat ten minste een aanval in hul lewens sal kry, word geskat op ongeveer honderd miljoen mense. In tot sewentig persent van mense met epilepsie sal dit op behandeling reageer en mettertyd beheer word. In ontwikkelende lande ontvang tagtig tot negentig persent van mense met epilepsie nie toepaslike behandeling nie.

Epilepsie is eintlik 'n baie algemene afwyking. Ongeveer een uit elke twintig mense sal ten minste een aanval in hul lewe hê. Sommige mense kry net een aanval en kry nooit nog een nie. Daar is egter ander wat daagliks aanvalle kry!

Daar is twee hooftipes epilepsie. Petit-mal (nou genoem Focal Onset) en grand-mal. Petit-mal aanvalle is klein aanvalle waar die persoon spring of sommige mense selfs vreemde dinge sê - mense met hierdie tipe epilepsie lyk asof hulle in 'n tipe beswyming gaan. Daar is egter baie mense wat grand-mal aanvalle het wat die volle aanvalle is met die val en skud wat algemeen aan die meeste mense bekend staan as 'n epileptiese aanval. Hierdie aanvalle kan jou lewe regeer! As jy een het, kan jy nie veel doen vir die res van die dag nie, want dit laat jou vir 'n paar uur daarna swak en moeg voel.

Al is dit so 'n algemene afwyking, word daar nie veel navorsing oor epilepsie gedoen nie. Daar is so baie verskillende tipes so ek kan verstaan dat dit 'n moeilike taak sal wees maar is dit nie in hierdie tyd moontlik om iets te doen om al die mense wat daagliks met epilepsie sukkel te probeer help nie? Ek hoop van harte dat hulle eendag 'n kuur vir hierdie afwyking sal vind. Dus, in teenstelling met die mite, is epilepsie 'n baie algemene afwyking.

Mite 2: Epilepsie is 'n geestesongesteldheid, 'n vorm van waansin of agterstand

Epilepsie is nie 'n vorm van geestesongesteldheid nie en veroorsaak nie geestesongesteldheid nie. Epilepsie is 'n fisiese afwyking of toestand wat die brein se elektriese aktiwiteit en die senuweestelsel beïnvloed. Dit is nie 'n geestesversteuring nie. Verstandelike gestremdheid en epilepsie kan beide die gevolg wees van 'n breinafwyking. Dit is nie baie dikwels dat epilepsie 'n oorsaak van vertraging is nie. Meer dikwels is dit 'n breindefek of -besering wat die vertraging veroorsaak en nie epilepsie nie.

Dit is maklik om te verwag dat 'n kind met 'n breinbesering beide epilepsie en vertraging kan ontwikkel. Dit gebeur dikwels by kinders met aangebore of oorerflike breinbesering op 'n jong ouderdom van óf beroerte, infeksie of trauma aan die brein. Hierdie mite kom van so ver terug as die agtiende eeu. Kan jy glo dat daar mense is wat dit nog glo? Jy sou dink dat mense 'n paar nuwe dinge oor epilepsie in die laaste paar honderd jaar sou geleer het.

Daar is selfs mense wat bang is dat 'n persoon wat epilepsie het 'n soort mal 'episode' sal hê waar hulle iemand in die nabyheid sal probeer seermaak. Sommige mense glo dat epilepsie 'n vorm van waansin is, daarom moet dit in 'n waansinnige asiel behandel word. Epilepsie is 'n versteuring van die brein en daarom moet dit deur dokters, neuroloë of psigiaters behandel word. Dit is waar dat sommige mense met epilepsie wel 'n geestesongesteldheid of een of ander vorm van gestremdheid het, maar so ook baie ander mense wat nie epilepsie het nie.

Epilepsie is 'n versteuring van die brein, daarom moet dit deur dokters, neuroloë of psigiaters behandel word. Tydens 'n epileptiese aanval het die persoon se brein, wat ek graag noem, 'n kortsluiting. Vir 'n paar sekondes of minute werk die brein nie soos dit normaalweg sou nie. Die normale seine wat deur die brein na die res van die liggaam gestuur word, werk nie soos dit moet nie. Dit is nie 'n rede om te glo dat die persoon op enige manier mal, mal of vertraag is nie. Epilepsie is 'n oorkoepelende term wat ongeveer twintig verskillende tipes toevalstoornisse dek. Dit is 'n funksionele, fisiese probleem, nie 'n geestelike een nie.

Mite 3: Sit iets in die mond van iemand wat 'n aanval kry om te verhoed dat hulle hul tong sluk

Dit is die ergste ding wat jy ooit kon doen. Dit is fisies onmoontlik vir 'n persoon om hul eie tong te sluk. Om goed in die persoon se mond te sit, kan veroorsaak dat die tande skeur, tandvleis steek, kan veroorsaak dat hulle hul tong of die binnekant van die mond byt of jy kan selfs hul kakebeen breek.

Die korrekte noodhulp is eenvoudig, rol die persoon liggies op die een kant (herstelposisie) en sit iets sags onder hul kop om te verhoed dat hulle beseer word. Wanneer die tong gegryp word, is die tong ontspanne en as die persoon op sy rug lê, kan die tong na die agterkant van die keel val en die lugweg blokkeer. As dit gebeur, rol die persoon op een kant in die herstelposisie.

As die persoon geëet het toe die aanval begin het, kyk vir enige kos wat nog in die mond is en verwyder dit. Dit is moontlik dat die persoon aan die kos kan verstik daarom is dit die beste om na te gaan.

Moet dus asseblief niks in die persoon se mond steek nie. Al wat jy moet doen om te help, is om die persoon op sy sy te rol en hom gemaklik te probeer hou totdat die aanval verby is en die persoon kan rus of slaap.

Mite 4: Beperk of hou iemand vas wat 'n aanval kry

Moet nooit selfbeheersing gebruik wanneer iemand 'n aanval kry nie. Die beslaglegging sal sy gang loop en jy kan dit nie keer nie. Om iemand te bedwing wat 'n beslaglegging kry, is meer as geneig om hulle net seer te maak of besering te veroorsaak. Daar is die moontlikheid om verstuitings te veroorsaak of selfs bene te breek as jy dit te hard vashou. Kyk vir en verwyder enige gevaarlike voorwerpe in die omgewing van die persoon.

Om te probeer inperk, sal nie die beslaglegging stop of vertraag nie en sal hulle waarskynlik aanwakker of benadeel. Beweeg die persoon slegs as hulle gevaar loop om beseer te word, byvoorbeeld as hulle op 'n besige pad is of as hulle naby trappe is. Die persoon sal nie in staat wees om te reageer of iemand te herken totdat die beslaglegging verby is nie en selfs dan sal hulle waarskynlik nog vir 'n tydperk verward wees.

Probeer om 'n kussing of iets sag onder hul kop te plaas om te verhoed dat hulle hul kop slaan. Draai hulle op hul sy en vee oor die persoon se gesig met 'n klam lap.

Om kalm te bly is die beste ding wat jy in hierdie situasie kan doen. Ek dink wel dat dit die persoon wat die aanval kry help om daardeur te kom met minder stres vir die gees en liggaam.

Mite 5: Jy kan iemand uit 'n aanval laat 'snap'

Dit is nie moontlik nie! Sodra die persoon die beslaglegging kry, is daar geen manier om dit te stop nie, maak nie saak wat jy doen nie. Die beste ding om te doen is om by die persoon te bly en rustig met hulle te praat. Maak seker dat die persoon veilig is en probeer ondersteunend en gerusstellend wees sodra hulle wakker word en weer bewus word van hul omgewing.

Die beslaglegging sal sy gang verloop en die persoon sal 'n bietjie slaap en dan terugkeer na normaal. Solank hulle hulself nie tydens die aanval seergemaak het nie, sal die persoon waarskynlik moeg en slaperig wees, maar meestal terug na normaal.

Sommige mense het 'n spesiaal opgeleide hond aangeskaf wat, sê hulle, 'n moontlike aanval kan opspoor voordat dit gebeur. Dit sal werk as die persoon wat die epilepsie het, hul siekte goed genoeg ken, om te weet wat die beste ding sal wees om te doen, om te verhoed dat die aanvalle begin.

Ander het probeer om verskillende 'hulpmiddels' of toestelle te gebruik wat 'n alarm of 'n sein laat afgaan om die persoon of mense in die omgewing van 'n dreigende beslaglegging in kennis te stel. Hierdie toestelle kan help om maatreëls te tref om te verhoed dat 'n aanval begin, hoewel daar geen manier is om 'n aanval te stop sodra dit begin het nie.

Ongelukkig is daar egter geen manier om 'n persoon daaruit te laat breek nie.

Mite 6: Enige persoon wat met epilepsie gediagnoseer is, kan nie bestuur nie

Net omdat jy met epilepsie gediagnoseer is, beteken dit nie dat jy nie kan bestuur nie. Baie mense wat met hierdie afwyking gediagnoseer is, het dit onder beheer. As 'n epileptiese persoon vir twee jaar of langer nie 'n aanval gehad het nie, word hulle as fiksvry beskou. Hierdie beslagleggingsvrye tydperk verskil tussen lande, so kyk na die reëls en regulasies vir jou spesifieke land en vind uit of jy voldoen aan riglyne wat deur die bestuursowerhede uiteengesit is. Of hulle anti-epileptiese middels neem of nie, solank hulle fiksvry is, is dit goed vir die persoon om te bestuur.

Dit is egter 'n besluit wat geneem moet word deur die epileptiese persoon saam met die advies van hul neuroloog want as die persoon nie heeltemal fiks vry is nie, voel ek dat die persoon hul lewe en, of ander mense se lewens in gevaar sal stel , dan is die risiko beslis nie die moeite werd nie. Kry eerder 'n hysbak of gebruik openbare vervoer.

Wat die mite betref, natuurlik kan 'n epileptiese persoon bestuur - die vraag is net of dit veilig is al dan nie volgens die tipe en erns van hul epilepsie en hoe goed dit beheer word. Die persoon wat die epilepsie het, is die een wat dit moet oorweeg en die voor- en nadele in hul situasie en volgens hul spesifieke tipe epilepsie moet opweeg.

Mense met die toestand het dieselfde reeks vermoëns en intelligensie as enigiemand anders. Sommige het ernstige aanvalle en kan nie werk nie; ander is suksesvol en produktief in uitdagende loopbane. Mense met beslagleggingsversteurings word in alle vlakke van die lewe en op alle vlakke van besigheid, regering, die kunste en die beroepe aangetref.

As 'n persoon se aanvalle onbeheerd is, word bestuur beperk. Die Motorvoertuigtak sal normaalweg bestuur toelaat as hul dokter saamstem dat hulle ses maande lank aanvalvry is en dat hulle hul medikasie konsekwent neem.

Mite 7: Alle epileptici verloor hul bewussyn en kry stuiptrekkings

Nee, dit gebeur nie met elke epileptiese persoon nie. Sommige, ja, maar nie almal nie. Daar is soveel verskillende soorte aanvalle. Ja, sommige mense verloor wel hul bewussyn en kry stuiptrekkings maar daar is ander wat net vreemd begin praat oor enigiets en alles, dit hang af, en sommige wat net spring of vreemde of ongewone bewegings maak. Dit klink vreemd maar hulle spring letterlik net, is in 'n soort beswyming en gaan dan terug na normaal.

Trouens, daar is meer as veertig verskillende soorte aanvalle, en 'n stuiptrekking is nie die mees algemene soort nie. Toevalle kan baie vorme aanneem, insluitend 'n leë staar, onwillekeurige beweging, veranderde bewussyn, 'n verandering in sensasie of 'n stuiptrekking.

'n Epileptiese aanval is 'n abnormale uitbarsting van elektriese aktiwiteit wat in die brein ontstaan. Daar is baie verskillende soorte aanvalle. Die soort aanval wat 'n persoon kry, hang af van watter deel en hoeveel van die brein geraak word deur die elektriese steuring wat aanvalle veroorsaak. Toevalle word in twee hoofkategorieë verdeel: veralgemeende aanvalle (afwesigheid, atoniese, tonies-kloniese, miokloniese) of gedeeltelike aanvalle (eenvoudig en kompleks). Mense met epilepsie kan meer as een tipe beslaglegging ervaar.

Daar is baie verskillende tipes epilepsie en aanvalle, afhangende van watter deel van die brein aangetas is. Volgens die International League Against Epilepsy is die klassifikasie van die epilepsie soos volg:

Tipes aanvalle:

Algemene aanvang: Motories; Tonies-klonies en variante; tonikum (Atonies, Mioklonies, Mioklonies atonies, Epileptiese spasmas); Nie-motories (Tipiese afwesigheid, Atipiese afwesigheid, Miokloniese afwesigheid); Afwesigheid met ooglid mioklonie.

Fokus aanvang Aanval: Bewus; Verswakte bewustheid; Motoriese aanvang-outomatismes, atoniese, kloniese, epileptiese spasmas, hiperkineties, mioklonies, tonies; Nie-motoriese aanvang- Outonoom, gedragsarres, kognitief (gestremde taal, ander kognitiewe domeine, positiewe kenmerke, byvoorbeeld: Déjà vu, hallusinasies, perseptuele vervormings), emosioneel (angs, vrees, vreugde, ens), sensories; Fokaal tot bilaterale Tonies-klonies.

Onbekende aanvangsaanval: Motor-tonies-kloniese, epileptiese spasmas; Inhegtenisneming van nie-motoriese gedrag

Ongeklassifiseerd

Epilepsie klassifikasie: Algemene epilepsie; Fokale epilepsie; Algemene en fokale epilepsie; Onbekende epilepsie

Epilepsie sindrome:

Neonataal/Infantiel: Selfbeperkte neonatale aanvalle en Selfbeperkte familiële neonatale epilepsie; Selfbeperkte familiale en nie-familiële infantiele epilepsie; Vroeë miokloniese enkefalopatie; Ohtahara-sindroom; West-sindroom; Dravet-sindroom; miokloniese epilepsie in kinderskoene; Epilepsie van babajare met migrerende fokale aanvalle; Miokloniese enkefalopatie in nie-progressiewe afwykings; Koorts aanvalle plus, genetiese epilepsie met koors aanvalle plus.

Kinderjare: Epilepsie met mioklonies-atoniese aanvalle; Epilepsie met ooglid mioklonieë; Lennox-Gastaut-sindroom; Kinderafwesigheid epilepsie; Epilepsie met miokloniese afwesigheid; Panayiotopoulos-sindroom; Oksipitale epilepsie in die kinderjare (tipe Gastaut); Fotosensitiewe oksipitale lob epilepsie; Kinderepilepsie met sentrotemporale spykers; Atipiese kinderepilepsie met sentrotemporale spykers; Epileptiese enkefalopatie met voortdurende piek-en-golf tydens slaap; Landau-Kleffner-sindroom; Outosomale dominante nagtelike frontale lob epilepsie.

Adolessent/Volwasse: Jeugafwesigheid epilepsie; Jeug miokloniese epilepsie; Epilepsie met veralgemeende tonies-kloniese aanvalle alleen; Outosomale dominante epilepsie met ouditiewe kenmerke; Ander familiale temporale lob epilepsie.

Enige ouderdom: Familiale fokale epilepsie met veranderlike brandpunte; Reflekse epilepsie; Progressiewe mioklonus epilepsie

Epilepsie Etiologieë: Genetiese etiologie; Strukturele etiologie; Metaboliese etiologie; Immuun etiologie; Aansteeklike etiologie; Onbekende etiologie

Om meer uit te vind oor al die soorte aanvalle, skryf ek 'n boek oor aanvalle wat binnekort gepubliseer sal word.

Mite 8: Epilepsie kan nie beheer word nie

Epilepsie is 'n chroniese mediese probleem wat vir baie mense suksesvol behandel kan word. Ongelukkig werk behandeling nie vir almal nie en daar is 'n kritieke behoefte aan meer navorsing. Die waarheid is dat epilepsie 'n baie algemene afwyking is. Epilepsie kan enige tyd met enige iemand gebeur. In die oorgrote meerderheid van gevalle behoort epilepsie nie iemand te keer om 'n gesonde, produktiewe lewe te lei nie. Dit is te dikwels mense se wanopvattings oor epilepsie skep die gestremdheid, nie epilepsie self nie. Baie kenmerke van aanvalle en hul onmiddellike nagevolge kan maklik misverstaan word as "mal" of "gewelddadige" gedrag.

Ongelukkig kan polisiebeamptes en selfs mediese personeel beslagleggingsverwante gedrag met ander probleme verwar. Hierdie gedrag verteenwoordig egter bloot halfbewuste of verwarde aksies wat voortspruit uit die beslaglegging. Tydens aanvalle reageer sommige mense dalk nie op vrae nie, kan hulle brabbel praat, uittrek, 'n woord of frase herhaal, belangrike vraestelle opfrommel, of kan bang voorkom en skree. Sommige is onmiddellik verward ná 'n beslaglegging, en as hulle in bedwang gehou word of verhinder word om rond te beweeg, kan hulle oproerig en veglustig raak. Sommige mense kan op vrae reageer en 'n gesprek redelik goed voer, maar 'n paar uur later kan hulle glad nie die gesprek onthou nie.

Epilepsie is perfek versoenbaar met 'n normale, gelukkige en vol lewe. Die persoon se lewenskwaliteit kan egter beïnvloed word deur die frekwensie en erns van die aanvalle, die uitwerking van medikasie, reaksies van omstanders op aanvalle, en ander versteurings wat dikwels geassosieer word met of veroorsaak word deur epilepsie.

Sommige tipes epilepsie is moeiliker om te beheer as ander tipes epilepsie. Om suksesvol met epilepsie te leef vereis 'n positiewe uitkyk, 'n ondersteunende omgewing en goeie mediese sorg. Om die reaksie van ander mense op die versteuring te hanteer, kan die moeilikste deel van die lewe met epilepsie wees.

Om 'n positiewe uitkyk te verkry, kan makliker gesê as gedaan wees, veral vir diegene wat met onsekerheid en vrees grootgeword het. Dit is belangrik om 'n sterk gevoel van selfbeeld by kinders te vestig. Baie kinders met langdurige, voortdurende siektes—nie net epilepsie nie, maar ook afwykings soos asma of diabetes—het 'n lae selfbeeld. Dit kan deels veroorsaak word deur die reaksies van ander en deels deur ouerlike besorgdheid, wat afhanklikheid en onsekerheid bevorder. Kinders ontwikkel sterk selfbeeld en onafhanklikheid deur lof vir hul prestasies en klem op hul potensiële vermoëns.

Die meerderheid mense wat met epilepsie gediagnoseer word, kan suksesvol met die regte medikasie behandel word. Epilepsie kan beheer word met die regte verskeidenheid en dosis anti-epileptiese middels vir die persoon en hul tipe epilepsie. Dit kan egter soms jare neem om te bereik. Sommige mense bereik redelik vinnig en maklik beheer oor hul epilepsie, maar sommige sukkel vir jare of is nie gelukkig genoeg om by die punt uit te kom waar hulle fiksvry is nie.

Dit kan vir neuroloë en pasiënte baie moeilik wees om die regte verskeidenheid medisyne te vind om die epilepsie te beheer, maar dit word gedoen. Selfs wanneer ander behandelings geëksperimenteer word, soos chirurgie, breinstimulasie of dieet, moet die epilepsiemedikasie steeds geneem word, ten minste vir 'n rukkie daarna.

Meer as twintig verskillende medisyne wat ook antikonvulsante of anti-epileptiese middels genoem word, is tans beskikbaar om epilepsie te behandel. As 'n groep is hierdie medikasie vyfde onder die mees voorgeskrewe medikasie in die Verenigde State. Meer as ses en vyftig miljoen voorskrifte word in 'n tipiese jaar in die Verenigde State van Amerika alleen ingevul. Nog 'n opsie is die vagus senuwee stimulator.

Die doel van epilepsiebehandeling is om aanvalle te voorkom. Die behandelings sluit in anti-epileptiese medikasie, chirurgie, vagus senuwee stimulasie en by kinders die ketogeniese dieet. Van hierdie behandelings is gereelde gebruik van aanvalle-voorkomende middels die algemeenste, en is die eerste wat probeer word. Verskillende middels beheer verskillende soorte aanvalle. 'n Medikasie wat een persoon help, is dalk nie effektief vir iemand anders nie.

Mite 9: Epilepsie is 'n lewenslange versteuring (dit sal nooit beter word of verdwyn nie)

Epilepsie is nie noodwendig 'n lewenslange versteuring nie. Sommige kinderjare epilepsie is ontgroei en meer as sewentig persent van mense met epilepsie word aanvalle vry met medikasie, baie binne vyf jaar na diagnose. As 'n persoon 'n aanvalvrye tydperk van twee jaar of meer het, kan dit moontlik wees om onder mediese toesig en advies van anti-epileptiese middels af te speen.

Wanneer medikasie en ander vorme van behandeling geneem word, is dit moontlik vir mense met hierdie afwyking om sonder aanvalle te leef. Meer as tagtig persent van pasiënte sal aanvalvry wees. Daar is 'n paar behandelings wat gebruik word, naamlik anti-epileptiese middels, vagale stimulasie, epilepsie-chirurgie, dagga-olie en die ketogeniese dieet.

Daar is verskeie anti-epileptiese middels wat effektief is in die behandeling van epilepsie. Die keuse van geneesmiddel word deur die neuroloog gemaak op grond van ouderdom, geslag, tipe aanvalle, lewenstyl en die mediese toestande van elke pasiënt (allergieë of ander siektes). Baie mense kan vryheid van aanvalle geniet nadat hulle medikasie vir ongeveer twee tot vyf jaar geneem het.

Epilepsie kan enige tyd in 'n persoon se lewe begin en daar was ook gevalle waar alles net weer ophou en die persoon vir die res van hul lewe nie meer aanvalle kry nie. Epilepsie kan ook net een of 'n paar aanvalle wees en dan hou dit net op - net so skielik as wat dit begin het. Ek dink dit kan effens verwarrend wees vir almal wat betrokke is, want epilepsie raak nie net die persoon wat die aanvalle kry nie, maar ook al hul geliefdes. Enige vermindering van die erns of frekwensie van aanvalle kan egter 'n groot gewig wees wat van die persoon en hul familie se skouers af gelig word.

Daar is baie ander epileptiese mense wat nie so gelukkig is nie en daagliks met hierdie afwyking saamleef. Sommige mense se epilepsie begin as 'n jong kind, sommige tieners en sommige volwassenes - dit hang van soveel veranderlikes af. Baie mense is ook geneig om epilepsie te ontwikkel na 'n ernstige ongeluk - dit word posttraumatiese epilepsie genoem en is redelik algemeen.

Mite 10: Epilepsie maak nie dood nie

'n Geskatte vyf-en-vyftigduisend mense sterf elke jaar weens epilepsie en verwante oorsake, insluitend status epilepticus ('n aanval wat nie eindig nie), skielike onverwagte dood in epilepsie (SUDEP), verdrinking, verstikking, brandwonde en val tydens en na 'n beslaglegging en ander tragiese ongelukke.

Mortaliteit wat direk verband hou met epilepsie is hoog. Die jaarlikse internasionale sterftesyfer is geskat op ongeveer twintig sterftes per duisend, wat uiters hoog is vir 'n grootliks onbekende afwyking.

Jy kan aan epilepsie sterf. Terwyl dood in epilepsie nie gereeld voorkom nie, is epilepsie 'n baie ernstige toestand en individue sterf wel aan aanvalle. Die mees algemene oorsaak van dood is Sudden Unexpected Death In Epilepsie (bekend as SUDEP). Alhoewel daar baie is wat ons nog nie van SUDEP weet nie, skat kenners dat een uit elke duisend mense met epilepsie elke jaar aan SUDEP sterf.

Mense kan ook sterf aan langdurige aanvalle (Status Epilepticus). Byna twee persent van sterftes in mense met epilepsie is te wyte aan hierdie tipe noodgeval.

Epilepsie is steeds 'n baie ernstige toestand en individue sterf wel aan aanvalle. Kenners skat dat langdurige SEIY (Status Epilepticus) elke jaar die oorsaak is van twee-en-twintig tot twee-en-veertigduisend sterftes in die Verenigde State. In 'n groot studie van status epilepticus het twee-en-veertig persent van sterftes plaasgevind by individue met 'n geskiedenis van epilepsie.

Epilepsie is 'n baie dodelike en gevaarlike siekte wat daagliks mense doodmaak. Dit is nie die epilepsie direk wat die sterftes veroorsaak nie maar die plek of omstandighede waarin die beslaglegging plaasvind. Duisende mense verdrink (jy kan nie swem wanneer jy 'n beslaglegging kry nie), maak noodlottige ongelukke (jy kan nie beheer hoe of waar dit gebeur nie) en sommige val net op die verkeerde manier en veroorsaak noodlottige beserings.

SUDEP, is baie werklik vir miljoene mense wat geliefdes verloor het. Die meeste van die mense wat aan SUDEP oorlede is, het nagtelike aanvalle gehad en het nie wakker geword om nog 'n dag te sien nie. Ja, dit is 'n baie hartseer feit maar is waar en kan slegs voorkom word deur vier-en-twintig uur beskerming en sorg van 'n ander persoon wat nie altyd moontlik is nie.

Mite 11: Slegs kinders kry epilepsie

Enigeen kan epilepsie hê. Van 'n pasgebore kind tot bejaardes. Epilepsie kan op enige ouderdom begin, maar word die meeste gediagnoseer by mense jonger as twintig en ouer as vyf en sestig. Dit is omdat sommige gevalle meer algemeen by jongmense voorkom (soos probleme met hul geboorte, kinderinfeksies of ongelukke) en by ouer mense soos beroertes of hartsiektes wat tot epilepsie kan lei. Vir sommige mense kan hul epilepsie "weggaan" en hulle hou op om aanvalle te kry. Dit word spontane remissie genoem.

Die voorkoms van epilepsie by ouer mense is hoër as by kinders. Epilepsie kan by enige persoon en op enige ouderdom ontwikkel. Een uit elke ses-en-twintig mense sal in hul leeftyd epilepsie ontwikkel. Epilepsie is die vierde mees algemene neurologiese toestand en epilepsie affekteer meer as vyf-en-sestig miljoen mense wêreldwyd.

Nuwe gevalle van epilepsie is die algemeenste by kinders in die eerste lewensjaar. Die koers van nuwe gevalle van epilepsie neem af tot ongeveer die ouderdom van tien en word dan stabiel. Na die ouderdom van vyf en vyftig begin die koers van nuwe gevalle van epilepsie toeneem, aangesien mense beroertes, breingewasse of Alzheimer se siekte ontwikkel wat almal epilepsie kan veroorsaak.

Mite 12: Mense met epilepsie is gestremd en kan nie 'n normale lewe saam met 'n gesin en kinders lei nie

Mense met epilepsie kan byna enigiets doen. Hulle kan skool toe gaan, sport speel, werk en trou. Toevalle gebeur net vir 'n paar minute in 'n persoon se lewe. Die res van die tyd is hulle normaal en kan normale dinge doen. Wanneer aanvalle selde voorkom of beheer word, kan mense met epilepsie byna alles doen wat mense sonder epilepsie kan doen. Mense met epilepsie word aangemoedig om normale lewens te lei. Sekere veiligheidsmaatreëls word egter nagekom.

Epilepsie is nie 'n hindernis vir persoonlike prestasie nie. Die meeste mense met epilepsie het dieselfde reeks vermoëns en intelligensie as ander mense. Alhoewel 'n aansienlike aantal mense met gehoorprobleme en/of intellektuele gestremdheid ook epilepsie het. Dit beteken nie dat mense met epilepsie noodwendig leerprobleme of 'n intellektuele gestremdheid het nie.

Epilepsie word wetlik as 'n gestremdheid beskou, maar epileptiese mense kan 'n redelik normale lewe lei. Met die hulp van anti-epileptiese middels kan jy selfs by die punt kom waar die epilepsie beheer word en jy fiksvry is. Om 'n man of vrou te hê om jou lewe mee deur te bring en kinders om groot te maak, is honderd persent moontlik. Ek het 'n man van drie-en-twintig jaar en twee pragtige kinders en ek is gediagnoseer met Toni-kloniese aanvalle met miokloniese skokke toe ek sewentien jaar oud was.

Epilepsie kan 'n persoon se lewenstyl beïnvloed, maar jy kan 'n vol lewe lei. Jy kan dinge net in matigheid doen en uiterstes vermy. Voordat jy iets nuuts begin doen, dink daaraan of jy jouself of iemand anders kan seermaak as jy 'n aanval kry. As jy kan of jou aanvalle nie goed beheer word nie, moet jy óf die aktiwiteit vermy óf baie versigtig wees.

Mite 13: Vroue met epilepsie kan nie kinders hê nie en moet nooit trou nie

Om epilepsie te hê, meng nie in met die voortplantingsproses van mans of vroue nie. Dit is 'n mediese toestand en raak mense in verskillende grade.

Vroue met epilepsie kan maklik kinders hê en baie van hulle is getroude moeders en toekomstige moeders. Ons vroue kan troos in die wete dat duisende en duisende vroue met epilepsie na hul eie gesondheid omsien, hul kinders grootmaak en dit laat werk. Ons weet almal dat, maak nie saak hoe hard ons probeer nie, daar is geen perfekte moeders nie en daar is geen perfekte gesinne nie.

Om kinders groot te maak is 'n opwindende, maar dikwels skrikwekkende mengsel van geluk, pret, wonder en bekommernis, maar die epilepsie voeg nog 'n element by die mengsel. Vir myself verander dit egter nie die basiese beginsels van vrou en ma wees nie. Soos ma's oral, doen vroue met epilepsie alles wat hulle kan vir hul kinders. Bowenal wil hulle hulle help om te groei tot selfversekerde, gelukkige, deernisvolle, goed opgevoede en onafhanklike jongmense.

Om vir jouself as 'n vrou met epilepsie te sorg, beteken dat jou gesondheid eerste moet kom. Om goed te voel en jouself gesond te hou, help jou om die soort ma te wees wat jy wil wees, vir jouself en jou gesin. Om vir jouself te sorg, beteken om soveel as moontlik te leer oor die soort epilepsie wat jy het en wat jy kan doen om epilepsie se uitwerking op jou en jou gesin te beperk. Om vir jouself te sorg, beteken om 'n dokter te vind waarvan jy hou en wie jy kan vertrou. Iemand wat na jou luister en jou as mens waardeer. Om vir jouself te sorg, beteken om te leer oor jou aanvallemedikasie sowel as die uitwerking daarvan en wat die behandelingsmetodes daar buite kan wees. Om vir jouself te sorg, beteken om jou selfbeeld op te bou en selfvertroue in jou verhoudings binne en buite die gesin te bou.

Die meeste vroue met epilepsie kan veilig kinders hê, met geen nadelige uitwerking op die baba nie. Die huwelik van vroue met epilepsie is 'n delikate en sensitiewe kwessie en moet toepaslik hanteer word. Daar is beslis geen versperring teen die huwelik nie.

Mite 14: Alle epilepsie is geneties

Epilepsie kan geneties wees, maar dit is nie altyd die geval nie. Daar is baie verskillende tipes epilepsie en baie oorsake of redes daarvoor.

Oorerflikheid, die genetika of die fisiese eienskappe wat ons van ons ouers kry, kan 'n belangrike rol speel in baie gevalle van epilepsie. Byvoorbeeld, nie almal wat 'n ernstige kopbesering het, wat 'n duidelike oorsaak van aanvalle kan wees, sal epilepsie kry nie. Daardie mense wat wel epilepsie ontwikkel, kan meer geneig wees om 'n geskiedenis van aanvalle in hul familie te hê. Hierdie familiegeskiedenis dui daarop dat dit vir hulle makliker is om epilepsie te ontwikkel as vir mense met geen genetiese neiging nie.

Wanneer aanvalle vanaf beide kante van die brein op dieselfde tyd begin word dit veralgemeende epilepsie genoem wat meer geneig is om genetiese faktore te betrek as gedeeltelike of fokale epilepsie. In onlangse jare is egter genetiese skakels met sommige vorme van gedeeltelike epilepsie gevind.

Die risiko van broers en susters van kinders met epilepsie om ook die afwyking te ontwikkel, is effens hoër as gewoonlik, omdat daar 'n genetiese neiging in die familie vir aanvalle en epilepsie kan wees. Desondanks sal die meeste broers en susters nie epilepsie ontwikkel nie. Epilepsie is meer geneig om by 'n broer of suster te voorkom as die kind met epilepsie algemene aanvalle het.

Die meeste kinders van mense met epilepsie ontwikkel nie aanvalle of epilepsie nie. Dit is egter moontlik omdat gene deur families oorgedra word. Die risiko vir kinders wie se pa epilepsie het, is net effens hoër. As die ma epilepsie het en die pa nie, is die risiko steeds minder as vyf uit een honderd. As albei ouers epilepsie het, is die risiko 'n bietjie hoër. Die meeste kinders sal nie epilepsie van 'n ouer erf nie, maar die kans om sommige tipes epilepsie te erf, is groter.

As jy epilepsie het, is jy dalk bang dat jou kinders ook epilepsie sal hê. Dit is egter belangrik om die feite te leer en die risiko's te verstaan om dit aan jou kinders oor te dra. Die risiko om dit oor te dra is gewoonlik laag en om epilepsie te hê behoort nie 'n rede te wees om nie kinders te hê nie.

Mediese toetse kan mense wat 'n bekende genetiese vorm van epilepsie het, help om hul risiko's te verstaan. As 'n kind wel epilepsie ontwikkel, onthou dat baie kinders volle beheer oor die aanvalle kan kry en vir sommige kan die aanvalle weggaan.

Die belangrikste is dat aanvalle en epilepsie nie beteken dat jy of jou kind anders of minder belangrik is as enigiemand anders nie. Alhoewel die aantal reeds bekende epilepsie-gene indrukwekkend is, verteenwoordig hulle waarskynlik net die punt van die ysberg.

Ongeveer vyftig persent van alle gene, ten minste tydens fetale ontwikkeling, word in die brein uitgedruk en kan dus as kandidate vir beslagleggingsversteurings beskou word. Verder het onlangse navorsing getoon dat veranderinge van genomiese DNA-kopiegetal en geenregulerende elemente waarskynlik net so belangrik is vir menslike afwykings as mutasies wat gene direk beïnvloed.

In die toekoms sal heelgenoomhibridisasie of genoomwye enkelnukleotiedpolimorfisme-analise belangrike hulpmiddels word vir die identifisering van genetiese veranderinge met potensiële toepassing op algemene vorme van epilepsie.

Enigeen kan enige tyd epilepsie ontwikkel. Sommige mense word daarmee gebore, terwyl ander hul heel eerste aanval op middeljarige ouderdom kry. Alhoewel genetika 'n faktor kan speel, is daar ander meer algemene oorsake van epilepsie, soos koptrauma, breingewas of letsel en beroerte. In die meeste gevalle, ongeveer vyf-en-sestig tot sewentig persent, is die oorsaak van epilepsie nie bekend nie.

In sommige seldsame gevalle word die toestand wat die epilepsie veroorsaak, geneties oorgeërf. Hierdie gevalle is egter nie in die meerderheid nie. Daar is genetiese merkers vir epilepsie, maar dit beteken nie dat die persoon die toestand sal ontwikkel nie.

Mite 15: Mense met epilepsie is mal, vervloek of besete deur bose geeste

Mense met epilepsie is nie mal, vervloek of besete nie. Dit is 'n idee van eeue gelede, toe mense nie geweet het dat veranderinge in breinselle aanvalle veroorsaak nie. Dit het dalk destyds vir mense sin gemaak, maar nou weet ons dat baie dinge die brein kan beseer en aanvalle kan laat gebeur. Mense het vroeër vreemde gedrag, dwaal of prewel, verduidelik deur te sê die persoon is mal, vervloek of besete van bose geeste.

Epilepsie is 'n versteuring van die brein wat veroorsaak word deur 'n skielike, kort uitbarsting van oormatige elektriese ontlading in die brein. Abnormaliteite word dikwels aangeteken op 'n breingolfopnamemasjien wat 'n Elektroenkefalogram (EEG) genoem word. Wanneer breinselle aan abnormale elektriese aktiwiteit ly, is dit soortgelyk aan 'n "kortsluiting" of "aarding" binne die brein. Dit lei tot abnormale bewegings, sensasies, gedrag of bewusteloosheid. Dit kan baie kort duur, soos 'n paar minute. Dit word 'n beslaglegging genoem. Wanneer aanvalle herhaal word of twee of meer keer gebeur sonder 'n duidelike oorsaak, word dit epilepsie genoem. Daar is baie verskillende soorte aanvalle, afhangende van watter deel van die brein aangetas is.

Toevalle verander gewoonlik beweging, sensasie, gedrag en/of bewustheid. 'n Aanval kan baie verskillende vorme aanneem, insluitend 'n leë staar, onbeheerde bewegings, veranderde bewustheid, vreemde sensasies of stuiptrekkings.

Mense met epilepsie is nie op enige manier mal of besete nie. Ons het 'n afwyking of gestremdheid, wat jy ook al verkies, wat ons brein affekteer en dus die liggaam tydens 'n aanval affekteer. Epilepsie is 'n fisiese en funksionele afwyking. Toevalle kan beheer word deur die gebruik van anti-epileptiese medikasie en daarom word dit geklassifiseer as 'n afwyking of siekte soos enige ander.

Alhoewel die meeste mense lankal erken het dat epilepsie nie 'n vorm van besit is nie, glo sommige kulture dit steeds. Epilepsie-organisasies werk hard om alle mense op te voed oor die feit dat epilepsie 'n mediese toestand is, 'n versteuring van die brein wat veroorsaak dat lyers herhalende aanvalle kry.

Mite 16: Geen bekende mense het epilepsie gehad nie

Heeltemal onwaar. Soveel bekende mense het epilepsie gehad en het steeds. Sommige van hierdie mense is: Sokrates, Julius Ceaser, Alexander die Grote, Van Gogh, Napoleon, Alfred Nobel, Joan of Arc, Sir Isaac Newton, Thomas Edison, Danny Glover (akteur in Lethal Weapon-flieks), Derrick Morris (NHL), Charles Dickens (skrywer), Leonardo Da Vinci (kunstenaar), Niel Young (musikant), Martin Luther King, Agatha Christie, Alfred die Grote, Aristoteles, Bud Abbott, Chanda Gunn, Charles Dickens, Charles V van Spanje, Danny Glover, DJ Hapa, Edgar Allen Poe, Fyodor Mikhaylovich Dostoyevsky, George Frederick Handel, Hannibal, Hector Berlioz, Hugo Weaving, James Madison, Lewis Carrol, Lil Wayne, Lord Byron, Louis XIII van Frankryk, Margaux Hemingway, Michelangelo, Napoleon Bonaparte, Niel Young, Nicolo Paganini, Paul I van Rusland, Peter Tsjaikofski, Peter die Grote, Prins, Pythagoras, Richard Burton, Robert Schumann, Sir Isaac Newton, Sir Walter Scott, Socrates, Theodore Roosevelt, Truman Capote en Vincent Van Gogh. Daar is duisende meer, maar ek dink dit is genoeg om die feit te bewys.

Mite 17: Mense wat epilepsie het, is nie so slim soos die gemiddelde mens nie

Mense met epilepsie het dieselfde reeks vermoëns en intelligensie as enigiemand anders. Sommige mense het ernstige aanvalle en kan nie werk nie; ander is suksesvol en produktief in uitdagende loopbane. Baie mense met epilepsie is intelligent of het 'n normale intelligensiekwosiënt. Baie bekende leiers, intellektuele, kunstenaars en wetenskaplikes het epilepsie en tog was hulle in staat om soveel te bereik ten spyte van die wanorde. Mense kan uitstaande vaardighede, talente en intelligensie in baie velde besit.

Mense met epilepsie het dieselfde omvang van intelligensie as die algemene bevolking. Sommige toestande wat verstandelike vermoë verlaag, veroorsaak ook epilepsie; maar epilepsie self verminder nie verstandelike vermoë nie. Om epilepsie te hê, het nie die verstandelike vermoë van Alfred Nobel, Julius Caesar, Charles Dickens, Alexander die Grote en baie ander individue wat tans suksesvolle en vervullende lewens met epilepsie lei, beïnvloed nie.

Mense met epilepsie het gemiddeld dieselfde vlak van intelligensie as dié sonder epilepsie. Leer kan moeiliker gemaak word as aanvalle gereeld voorkom, of as medikasie baie uitgesproke newe-effekte het, soos om lomerigheid en oormatige moegheid te veroorsaak. Epilepsie veroorsaak egter gewoonlik nie laer intelligensie nie. Trouens, sommige baie talentvolle en briljante mense het epilepsie, insluitend 'n paar redelik invloedryke historiese figure soos sir Isaac Newton, Vincent Van Gogh, Ludwig van Beethoven, Agatha Christie en Napoleon.

Nog 'n algemene mite is dat kinders met epilepsie dof is en nie kan leer nie, en daarom moet hulle nie skool toe gestuur word nie. Dit is absolute gemors. Die meeste kinders met epilepsie het normale intelligensie. Sommige kinders met epilepsie het wel saambestaande verstandelike gestremdheid, maar hulle het een of ander onderliggende identifiseerbare breindefek. Dit is egter ook waar dat sommige kinders met epilepsie uiters intelligent is. Daarom moet ouers aangemoedig word om hul kind met epilepsie by skole met ander normale kinders in te skryf. Op hierdie manier kan hulle hul selfbeeld herwin en hul volle potensiaal bereik.

Mite 18: Mense wat aanvalle kry, kan nie hoë druk of hoogs veeleisende werke hanteer nie

Mense met beslagleggingsversteurings word in alle vlakke van die lewe en op alle vlakke in besigheid, regering, die kunste en die beroepe aangetref. Ander is nie altyd bewus van hulle nie, want selfs vandag praat baie mense met epilepsie nie daaroor of die feit dat hulle dit het nie uit vrees vir wat ander mag dink.

Die meeste mense met epilepsie kan werk en kan lonende loopbane hê. Sommige het dalk nog aanvalle, maar kan waardevolle werknemers wees wanneer hulle in die regte pos geplaas word of wanneer akkommodasie gemaak word. Elke persoon se vermoëns moet individueel oorweeg word.

Mense met epilepsie het dieselfde reeks vermoëns en intelligensie as enigiemand anders. Sommige het ernstige aanvalle en kan nie werk nie; ander is suksesvol en produktief in uitdagende loopbane. Mense met beslagleggingsversteurings word gevind in alle leefstyle en op alle vlakke van besigheid, regering, die kunste en die beroepe.

Die ADA vereis van werkgewers om aanpassings of wysigings, genaamd redelike akkommodasie, te verskaf om aansoekers en werknemers met gestremdhede in staat te stel om gelyke werksgeleenthede te geniet, tensy dit 'n onnodige swaarkry sou wees (dit wil sê 'n aansienlike probleem of uitgawe). Akkommodasie wissel na gelang van die behoeftes van die individu met 'n gestremdheid. Nie alle werknemers met epilepsie sal 'n akkommodasie nodig hê of dieselfde akkommodasie benodig nie, en die meeste van die akkommodasie wat 'n persoon met epilepsie nodig mag hê, sal min of geen koste behels nie. 'n Werkgewer moet 'n redelike akkommodasie verskaf wat nodig is weens die epilepsie self, die uitwerking van medikasie, of albei. Byvoorbeeld, 'n werkgewer moet dalk 'n werknemer akkommodeer wat nie kan werk nie terwyl hy diagnostiese toetse ondergaan om die rede vir hul aanvalle of as gevolg van die newe-effekte van medikasie te bepaal. 'n Werkgewer het egter geen verpligting om 'n werknemer se mediese behandeling te monitor of om seker te maak dat die persoon genoeg rus kry of medikasie neem soos voorgeskryf nie.

Mense met epilepsie kan werk met verantwoordelikheid en stres hanteer. Mense met beslagleggingsversteurings kom in alle vlakke van die lewe voor. Hulle kan werk in besigheid, die regering, die kunste, en allerhande beroepe. As stres hul aanvalle beïnvloed, moet hulle dalk maniere leer om stres beter te bestuur, maar na my mening moet almal leer hoe om stres beter te hanteer. Daar kan sekere soorte werk wees wat mense met epilepsie nie kan doen nie as gevolg van moontlike veiligheidsprobleme. Andersins behoort epilepsie nie die tipe werk of verantwoordelikheid wat 'n persoon het, te beïnvloed nie.

Mite 19: Mense met epilepsie lyk anders en jy kan hulle op sig sien deur hoe hulle lyk

Mense met epilepsie lyk soos normale mense en die meeste mense sal nooit eers weet dat die persoon met epilepsie gediagnoseer is nie, tensy die persoon met epilepsie 'n aanval kry wat hulle self sien. Ek sou sê dat ongeveer negentig persent van mense met epilepsie net vir nabye vriende en familie vertel dat hulle epilepsie het. Dit is hoofsaaklik as gevolg van die stigma wat met hierdie versteuring geassosieer word en die aannames wat ander maak oor mense met epilepsie. Daar is geen manier om te bepaal of 'n persoon epilepsie of aanvalle het net deur na hulle te kyk nie.

Daar is baie toetse wat gebruik word in die evaluering van 'n persoon wat dalk epilepsie het. Die belangrikste hulpmiddel in die diagnose van epilepsie is 'n noukeurige mediese geskiedenis met soveel inligting as moontlik oor hoe die aanvalle gelyk het en wat gebeur het net voordat dit begin het. 'n Tweede groot hulpmiddel is 'n elektro-enfalograaf (EEG). Dit is 'n toets wat breingolwe opneem wat deur klein drade (elektrodes) op die kopvel geplaas word. Die breingolwe toon spesiale patrone wat die dokter kan help om epilepsie te identifiseer. Wanneer die EEG nie die oorsaak vir die epilepsie toon nie, kan CT (gerekenariseerde tomografie) of MRI (magnetiese resonansbeelding) skanderings in sommige pasiënte nuttig wees om te soek na groeisels, littekens of ander fisiese toestande wat die aanvalle kan veroorsaak.

Mite 20: Epilepsie gaan dikwels gepaard met ander fisiese kwale, gestremdhede en gestremdhede

Epilepsie gaan baie selde met ander fisiese kwale, gestremdhede en gestremdhede gepaard. Daar is egter uitsonderings, gewoonlik wanneer die persoon reeds 'n onderliggende siektemeganisme het wat dan later tot epilepsie kan lei. Mense met epilepsie is geneig om meer fisiese probleme te hê, soos kneusing van beserings wat verband hou met aanvalle, sowel as hoër koerse van sielkundige toestande, insluitend angs en depressie. Mense met epilepsie kan erg beseer word of selfs sterf ná 'n aanval omdat hulle bewusteloos is en nie beserings soos val, verdrinking, brandwonde en langdurige aanvalle kan voorkom nie.

Die oorsaak van epilepsie is in ongeveer vyftig persent van gevalle wêreldwyd steeds onbekend. Die oorsake van epilepsie word in die volgende kategorieë verdeel: struktureel, geneties, aansteeklik, immuun en onbekend. Enkele voorbeelde van moontlike oorsake sluit in: breinskade weens voorgeboortelike of perinatale oorsake ('n verlies aan suurstof of trauma tydens geboorte of lae geboortegewig), aangebore abnormaliteite of genetiese toestande met gepaardgaande breinmisvormings, 'n ernstige kopbesering, 'n beroerte wat die hoeveelheid beperk van suurstof na die brein, 'n infeksie van die brein soos meningitis, enkefalitis of neurosistiserkose, sekere genetiese sindrome en 'n breingewas.

Mite 21: Epilepsie is aansteeklik en die siekte kan deur 'n eenvoudige aanraking oorgedra word

Epilepsie is nie oordraagbaar deur noue persoonlike kontak deur soen, drukkies, seksuele omgang, ens. Dit is 'n nie-oordraagbare siekte van die brein. Sommige van die bewese oorsake is breininfeksies, beroertes, breintrauma of gewasse. Epilepsie kom dikwels die eerste keer by kinders en jong volwassenes voor, hoewel enigiemand te eniger tyd epilepsie kan ontwikkel. Dit is 'n newe-effek van traumatiese breinbesering, wat kan gebeur as gevolg van motorongelukke, val, gevegte of enige tyd wat die brein 'n geweldige slag kry. Veterane kan epilepsie ontwikkel na 'n traumatiese breinbesering wat in 'n geveg opgedoen is van ontploffings of van enige aantal scenario's.

Nog 'n mite wat ek gehoor het oor hierdie spesifieke een is: Moet nooit aan 'n pasiënt raak wat 'n beslaglegging het nie. Die wanorde sal aan jou oorgedra word. Wat? Ongelooflik! Die pasiënt wat 'n beslaglegging het, het jou hulp nodig en moet toepaslike sorg gegee word. Dit is onmoontlik om dit te "vang" deur met die pasiënt in aanraking te kom, net soos diabetes of hoë bloeddruk nie aansteeklik is nie. Epilepsie kan nie aan ander oorgedra word deur die pasiënt aan te raak nie.

Mite 22: Epilepsie kan nie veroorsaak word deur 'n gebeurtenis wat 'n lang tyd voor die eerste aanval plaasgevind het nie

Epilepsie kan veroorsaak word deur 'n gebeurtenis wat 'n lang tyd voor die eerste aanval plaasgevind het. In ongeveer sewentig persent van die gevalle kan geen bekende oorsaak gevind word nie. Onder die res kan dit enige een van 'n aantal dinge wees wat 'n verskil kan maak in die manier waarop die brein werk. Byvoorbeeld, kopbeserings of 'n gebrek aan suurstof tydens geboorte kan die delikate elektriese stelsel in die brein beskadig. Ander oorsake kan beroerte, probleme in ontwikkeling van die brein voor geboorte, breingewasse, genetiese toestande (soos tuberose sklerose) en infeksies soos meningitis of enkefalitis insluit.

Oorsake van epilepsie verskil volgens ouderdom van die persoon. Sommige mense met geen duidelike oorsaak van epilepsie nie, kan 'n genetiese oorsaak hê. Maar wat vir elke ouderdom waar is, is dat die oorsaak onbekend is vir ongeveer die helfte van almal met epilepsie.

Sommige mense met geen bekende oorsaak van epilepsie nie, kan 'n genetiese vorm van epilepsie hê. Een of meer gene kan die epilepsie veroorsaak, of epilepsie kan veroorsaak word deur die manier waarop sommige gene in die brein werk. Die verhouding tussen gene en aanvalle kan baie kompleks wees en genetiese toetsing is nog nie beskikbaar vir baie vorme van epilepsie nie.

Ongeveer drie uit tien mense het 'n verandering in die struktuur van hul brein wat die elektriese storms van aanvalle veroorsaak. Sommige jong kinders kan gebore word met 'n strukturele verandering in 'n area van die brein wat aanleiding gee tot aanvalle. Ongeveer drie uit tien kinders met outismespektrumversteuring kan ook aanvalle kry. Die presiese oorsaak en verwantskap is nog nie duidelik nie.

Infeksies van die brein is ook algemene oorsake van epilepsie. Die aanvanklike infeksies word met medikasie behandel, maar die infeksie kan littekens op die brein laat wat later aanvalle veroorsaak.

Mense van alle ouderdomme kan kopbeserings hê, hoewel ernstige kopbeserings die meeste by jong volwassenes voorkom. In die middeljarige ouderdom kom beroertes, gewasse en beserings meer gereeld voor. By mense ouer as vyf en sestig is beroerte die mees algemene oorsaak van nuwe aanvalle. Ander toestande soos Alzheimer se siekte of ander toestande wat breinfunksie beïnvloed, kan ook aanvalle veroorsaak.

Sommige moontlike oorsake van epilepsie by pasgeborenes is: breinmisvormings, gebrek aan suurstof tydens geboorte, lae vlakke van bloedsuiker, bloedkalsium, bloedmagnesium of ander elektrolietprobleme, aangebore metabolismefoute, intrakraniale bloeding en dwelmgebruik deur die moeder.

Sommige moontlike oorsake van epilepsie by babas en kinders is: koors (koorsaanvalle), breingewas (selde) en infeksies.

Sommige moontlike oorsake van epilepsie by kinders en volwassenes is: aangebore toestande (Down-sindroom; Angelman-sindroom; tuberose sklerose en neurofibromatose), genetiese faktore, progressiewe breinsiekte (skaars) en koptrauma (gewoonlik van motorongelukke of 'n hou teen die kop)).

Sommige moontlike oorsake van epilepsie by seniors is: beroerte, Alzheimer se siekte en, of trauma.

Mite 23: Dit is moontlik om aanvalle te voorspel as jy net hard genoeg probeer

Mense met epilepsie kry net soms 'n waarskuwing voor 'n aanval. Dit is gewoonlik sekondes voordat dit begin, maar die persoon kan nie die beslaglegging stop sodra dit begin het nie. Sommige mense ervaar 'n sensasie wat 'n aura genoem word voordat 'n aanval begin. 'n Aura is 'n gevoel of ervaring wat die persoon kan waarsku dat 'n meer ernstige aanval dalk op die punt is om te begin. Die aura is die begin van 'n eenvoudige gedeeltelike aanval voordat dit na ander dele van die brein versprei. Voorbeelde van 'n aura sluit 'n gevoel van vrees of siekte of 'n vreemde reuk of smaak in.

'n Bekommernis vir 'n persoon met epilepsie is nie net die aanvalle wat gesien word nie, maar dié wat nie opgemerk word nie. Dit is veral waar vir aanvalle wat 'n persoon in hul slaap kan hê.

Die doel van epilepsiebehandeling is om medikasie en ander terapieë te gebruik om 'n persoon so lank as moontlik aanvalvry te hou, om sodoende beserings, verdrinking, brandwonde of langdurige aanvalle te voorkom. Dit is egter moontlik dat 'n persoon kan dink dat hul epilepsie beheer word, maar hulle kan steeds in die nag aanvalle kry waarvan hulle nie bewus is nie.

Nog 'n bekommernis oor aanvalle is die risiko van skielike onverwagte dood in epilepsie (SUDEP). Dit vind plaas wanneer 'n persoon skielik na 'n beslaglegging sterf. Alhoewel die presiese oorsake onbekend is, kan veranderinge in asemhaling (soos iets wat die persoon versmoor) of hartritmes 'n faktor wees. Deur aanvalle op te spoor, kan toestelle vir epilepsie SUDEP voorkom.

Die dra van 'n Medic Alert-armband is belangrik vir mense met epilepsie. Dit stel nood mediese verskaffers in staat om 'n persoon met epilepsie vinnig te identifiseer en met noodkontakte in aanraking te kom. 'n Aantal beslagleggingswaarskuwingstoestelle is beskikbaar. Dit wissel van tradisionele metaalarmbande tot sagte silikoonarmbande. Sommige mense dra ook halssnoere wat "epilepsie" lees. Hierdie bykomstighede kan ook noodpersoneel na 'n beursiekaart verwys wat die persoon se lys van chroniese medikasie toon.

Sommige maatskappye, soos American Medical ID, sal 'n persoonlike nommer en webwerf graveer vir 'n gesondheidsorgverskaffer om na te gaan. Die webwerf het 'n mediese rekord van die persoon wat die armband dra. Dit laat vinnige toegang tot medikasielyste en gesondheidsinligting toe om 'n persoon te help om vinnige mediese sorg te ontvang.

Matrastoestelle kan onder 'n persoon se matras geplaas word. As hulle 'n beslaglegging ervaar, sal die skudding vibrasies veroorsaak wat 'n alarm aktiveer. Voorbeelde van beskikbare matrastoestelle sluit in die Medpage-bewegingsalarm en die Emfit MM-slaapmonitor.

Hierdie monitors kan gemoedsrus bied aan ouers wat bekommerd is dat hul kind 'n aanval kan kry terwyl hy slaap sonder dat hulle dit weet.

Nog 'n opsie om 'n persoon vir aanvalle te monitor, is 'n kamera-toestel. Hierdie toestelle gebruik 'n afgeleë infrarooi kamera om bewegings op te spoor. As 'n slapende persoon ongewone bewegings het, soos bewerige aanvalle, sal die kamera 'n alarm aktiveer. Een voorbeeld van 'n beslagleggingswaarskuwingskamera is die SAMi. Hierdie toestel sal 'n kennisgewing na 'n persoon se foon stuur en video van 'n persoon se beslaglegging opneem. Dit kan dokters help om die beslaglegging te sien en meer inligting oor die tipe en aard van die beslaglegging te verskaf.

Mite 24: Die persoon wat die aanval kry, het pyn tydens die aanval

Die persoon wat die aanval kry, is bewusteloos en voel dus niks tydens die aanval nie. Wanneer die aanval verby is en die persoon wakker word, sal hulle eers verward wees oor wat gebeur het en soos hulle hul bewussyn herwin, sal hulle die pyn begin voel van enige besering wat hulle tydens die aanval opgedoen het.

Dit is nie altyd nodig om 'n ambulans te ontbied wanneer 'n persoon 'n aanval kry nie. Tensy die aanval langer as vyf minute duur (van die begin van die aanval), of gevolg word deur 'n reeks aanvalle, is dit selde nodig om 'n ambulans te ontbied tensy die persoon erg beseer is en mediese sorg of hospitalisasie benodig. Daar is medikasie wat gebruik kan word om langdurige aanvalle te stop, maar in die algemeen, laat die aanvalle sy gang loop.

As die beslaglegging langer as vyf minute duur, word dit Status Epilepticus genoem en kan dit die dood veroorsaak as dit nie gestop word nie. In hierdie geval moet die persoon na die hospitaal geneem word waar hulle 'n inspuiting met medikasie sal ontvang om die beslaglegging te stop.

Mite 25: Epilepsie kan nie effektief beheer word nie

Epilepsie kan effektief beheer word met anti-epileptiese medikasie en nie almal met epilepsie kry gereeld aanvalle nie. Sommige mense het wel gereelde aanvalle, soms ervaar hulle meer as een daaglikse, terwyl ander meer beheer word, net een keer per jaar ervaar. Sommige mense het uitstekende bestuur van aanvalle en het vir 'n dekade of meer nie 'n aanval gehad nie. Medikasie vir epilepsie bied goeie beheer aan die groot meerderheid mense wat die medikasie ontvang. Daar is egter sommige wat nie deur behandeling gehelp word nie en onoplosbare epilepsie het. Epilepsie raak almal anders.

Daar is baie verskillende medikasie wat gebruik word om epilepsie te behandel, hierdie medikasie staan bekend as anti-epileptiese middels. Die doel van geneesmiddelbehandeling is om aanvalle met minimale newe-effekte te beheer, verkieslik met 'n enkele middel. Die presiese keuse en dosis hang af van die tipe beslaglegging, maar die meeste pasiënte sal waarskynlik met natriumvalproaat of karbamasepien begin. Ander middels wat gebruik kan word, sluit in die nuwer anti-epileptiese middels, lamotrigien en gabapentien. Die ouer dwelm fenitoïen is geneig om gereserveer te word vir moeilike gevalle as gevolg van sy onaangename newe-effekte.

Ander middels wat in die behandeling van epilepsie gebruik word, sluit kalmeermiddels en antidepressante in, hetsy om primêre simptome te beheer of om die newe-effekte van behandeling te verlig. Sommige tipes komplementêre terapie, soos ontspanningstegnieke, massering, joga en aromaterapie kan in hierdie opsig nuttig wees.

Epilepsie word hoofsaaklik gediagnoseer deurdat die dokter aandagtig luister na 'n beskrywing van die manier waarop die aanval plaasgevind het, verkieslik deur iemand wat dit gesien het. 'n EEG (elektro-enkefalogram) van elektriese aktiwiteit in die brein en 'n breinskandering, gewoonlik deur middel van magnetiese resonansbeelding (MRI), verskaf bykomende inligting vir die neuroloog of epileptoloog om die tipe epilepsie te diagnoseer en om te besluit watter anti-epileptiese middels die beste sal wees om die pasiënt te behandel.

'n Groeiende aantal mense word geopereer vir epilepsie. Dit is veral waar van jonger mense met eenvoudige gedeeltelike aanvalle, wat hul oorsprong in die temporale lobbe van die breinkorteks het, wat nie op dwelmbehandeling reageer nie. MRI-skanderings en ander toetse help om die presiese area van die brein wat aangetas is op te spoor sodat dit verwyder kan word.

Daar is ander behandelings wat gebruik word om epilepsie te behandel as medisyne nie goed genoeg vir jou werk nie, jou gesondheidsorgverskaffer kan ander tipes behandeling aanbeveel soos:

<u>Vagus senuwee stimulasie (VNS):</u> Hierdie behandeling stuur klein pulse van energie na die brein vanaf een van die vagus senuwees. Dit is 'n paar groot senuwees in die nek. As

jy gedeeltelike aanvalle het wat nie goed met medisyne beheer word nie, kan VNS 'n opsie wees. VNS word gedoen deur 'n klein battery chirurgies in die borswand te plaas. Klein drade word dan aan die battery geheg en onder die vel en om een van die vagus-senuwees geplaas. Die battery word dan geprogrammeer om energie-impulse elke paar minute na die brein te stuur. Wanneer jy voel hoe 'n beslaglegging kom, kan jy die impulse aktiveer deur 'n klein magneet oor die battery te hou. In baie gevalle sal dit help om die beslaglegging te stop. VNS kan newe-effekte hê soos hees stem, pyn in die keel, of verandering in stem.

Chirurgie: Chirurgie kan gedoen word om die deel van die brein waar die aanvalle voorkom, te verwyder. Of die operasie help om die verspreiding van die slegte elektriese strome deur die brein te stop. Chirurgie kan 'n opsie wees as jou aanvalle moeilik is om te beheer en begin altyd in een deel van die brein wat nie spraak, geheue of visie beïnvloed nie. Chirurgie vir epileptiese aanvalle is baie kompleks. Dit word deur 'n gespesialiseerde chirurgiese span gedoen. Jy kan tydens die operasie wakker wees. Die brein self voel nie pyn nie. As jy wakker is en in staat is om opdragte te volg, is die chirurge beter in staat om areas van jou brein tydens die prosedure na te gaan. Chirurgie is nie 'n opsie vir almal met aanvalle nie.

As jy epilepsie het, kan jy jou gesondheid bestuur en daarmee saamleef. Om uit te vind dat jy epilepsie het, is nie die einde van die wêreld nie. Dit is moontlik om jou epilepsie onder beheer te kry met die hulp van jou neuroloog en anti-epileptiese medikasie. Maak net seker dat jy: neem jou anti-epileptiese medikasie presies soos aangedui (die tye wat jy jou medisyne neem is ook baie belangrik omdat jy die vlakke van die medisyne in jou bloedstroom heeltyd op dieselfde vlak moet hou), maak seker dat jy genoeg slaap kry (gebrek aan slaap kan dikwels 'n aanval veroorsaak), vermy enigiets wat 'n aanval kan veroorsaak (verskillende mense het verskillende snellers, so jy sal moet uitvind wat jou snellers is en dit vermy), toetse soos dikwels soos nodig (as jou neuroloog afsprake maak vir sekere toetse, gaan dan vir die toetse, want jou neuroloog sal hul redes hê om te versoek dat die toets gedoen word), maak seker dat jy jou gesondheidsorgverskaffer en neuroloog gereeld sien (dit sal jou ook gee bietjie gemoedsrus).

Dit is belangrik om jou gesondheidsorgverskaffer te skakel as jou simptome erger word en jy meer gereeld as voorheen aanvalle kry of as jy newe-effekte van die medisyne het. Die meeste mense wat vir die eerste keer anti-epileptiese middels begin neem, kan 'n paar klein newe-effekte hê, maar as dit jou daaglikse lewe inmeng, sal jy met jou neuroloog moet praat om 'n ander soort medikasie te probeer.

'n Aanval vind plaas wanneer een of meer dele van die brein 'n sarsie abnormale elektriese seine het wat normale seine onderbreek. Daar is baie soorte aanvalle. Elkeen kan verskillende soorte simptome veroorsaak. Dit wissel van geringe liggaamsbewegings tot verlies van bewussyn en stuiptrekkings. Epilepsie is wanneer jy twee of meer aanvalle kry met geen bekende oorsaak nie. Epilepsie word met medisyne behandel. In sommige gevalle kan dit met VNS of chirurgie behandel word. Dit is belangrik om enigiets te vermy wat aanvalle veroorsaak. Dit sluit gebrek aan slaap in.

Mite 26: Iemand met epilepsie bring stigma na die gesin en moet dus verswyg word

Stigma is om verskeie redes relevant vir beide die persoon met epilepsie en hul familielede.

Eerstens het verskeie studies getoon dat siekteverwante stigma kragtige uitwerking op ekonomiese status, sielkundige welstand, sosiale interaksies en algemene gesondheid gehad het, selfs groter as die uitwerking van die siekte self.

Tweedens kan stigma inmeng met tydige toegang tot gesondheidsorg, vroeë diagnose, behandeling en nakoming van behandeling en lewenstylaanbevelings omdat die persoon en/of hul familie en vriende nie wil hê dat ander moet weet hulle het epilepsie of iemand in die gesin met epilepsie nie. 'n Studie in Brittanje wat epilepsie by mense van Indiese oorsprong met die inheemse bevolking vergelyk het, het getoon dat minder mense van Indiese oorsprong toegang verkry tot mediese sorg as gevolg van groter dwang om epilepsie te verberg; baie respondente het hulle eerder tot alternatiewe terapieë gewend, veral wanneer die aanvalle nie op moderne mediese behandeling gereageer het nie.

Derdens is stigma gekoppel aan 'n wye reeks psigososiale gevolge, insluitend 'n verlies aan selfbeeld, sosiale onttrekking en isolasie, wat dikwels ander binne die sosiale netwerk beïnvloed. In Suid-Indië, byvoorbeeld, was ouers van kinders met epilepsie geneig om hulself van ander in hul sosiale netwerk te isoleer.

Vierdens het stigma die potensiaal om die verskaffing van sorg aan mense met epilepsie te beïnvloed. Die negatiewe persepsies van epilepsie onder mediese professionele persone en strukturele diskriminasie as gevolg van stigma kan die diensbenutting benadeel, veral wanneer daar 'n skaarste aan hulpbronne vir behandeling, rehabilitasie en navorsing is.

'n Persoon wat met epilepsie gediagnoseer is, kan 'n reeks emosies soos woede, frustrasie en depressie ervaar. Bekommernis oor die toekoms en negatiewe reaksies van vriende en familie kan 'n persoon kwesbaar en alleen laat voel. Om met epilepsie te leef kan persoonlike uitdagings tot gevolg hê, maar dit hoef nie 'n onvermoë tot gevolg te hê om 'n lonende en vol lewe te lei nie.

Epilepsie is een van die mees algemene ernstige neurologiese afwykings in die wêreld. Meer as vyftig miljoen mense wêreldwyd leef met epilepsie, en tagtig persent woon in ekonomies sukkelende en ontwikkelende lande. Die beraamde voorkomssyfers vir epilepsie dui daarop dat tussen ses en tien miljoen mense met epilepsie in Indië leef. Die mediese en chirurgiese hantering van epilepsie het in die onlangse verlede aansienlik gevorder. Beslaglegging remissie is moontlik in soveel as sewentig persent van pasiënte met toepaslike en tydige behandeling. Die koms van gevorderde diagnostiese hulpmiddels soos die video-EEG, magnetiese resonansbeelding en ander bykomende ondersoeke het dit moontlik gemaak om spesifieke epilepsie-sindroom te identifiseer wat die beste op chirurgie reageer.

Ten spyte van hierdie wetenskaplike vooruitgang was daar min waarneembare vordering in die rehabilitasie van persone met epilepsie, wat die kontroversie bevestig dat epilepsie in twee parallelle wêrelde bestaan - een van wetenskaplike vooruitgang in die hantering van epilepsie waar enorme vordering gesien is en die ander, 'n donkerder wêreld van bygeloof en vooroordeel wat redelik bestand bly teen die talle inisiatiewe vir mense met epilepsie. Ongeag die tipe epilepsie, het hierdie toestand steeds 'n wye impak op verskeie domeine van 'n individu se lewe. Byvoorbeeld, 'n beslaglegging wat slegs 'n paar sekondes duur, kan lei tot die algehele verlies van bestuursvoorregte, aangesien die Indiese wetgewing steeds lisensies aan mense met epilepsie weier. Epilepsie kan ekonomiese onafhanklikheid beïnvloed deur verlies aan produktiwiteit, indiensneming of onderindiensneming as gevolg van beperkings op onderwys. Verder het mense met epilepsie te kampe met die newe-effekte van medikasie en die lewenstylbeperkings wat nodig is om hul toestand te bestuur. Daarbenewens is mense met epilepsie dubbel kwesbaar as gevolg van die alomvattende stigma rondom die toestand in die meeste samelewings. Navorsing van die VSA, Iran, Ethiopië, Zambië, Viëtnam en China sowel as verskeie Europese en Midde-Oosterse lande het getoon dat stigma wat verband hou met epilepsie 'n groot bekommernis regoor die wêreld is. Dokters, alhoewel hulle dikwels deeglik in hul diagnose en behandeling is, versuim dikwels om die stigma en gevolglike psigososiale las wat gepaardgaande toestande soos epilepsie gepaardgaan, aan te spreek.

Die werke van geleerdes soos Scambler, Hopkins en Conrad fokus hoofsaaklik op Europese en Noord-Amerikaanse bevolkings en het betrokke geraak by die geleefde ervarings van mense met epilepsie en het gelei tot 'n beter begrip van die stigma, veral aan epilepsie. Twee sleutelkonsepte wat uit Scambler en Hopkins na vore gekom het, het onderskei tussen "vervaardigde" en "gevoelde" stigma. Verordende stigma verwys na dade of gevalle van diskriminasie teen mense met epilepsie op grond van hul vermeende onaanvaarbaarheid of minderwaardigheid. Dit kan openlike diskriminasie in die werkplek of opvoedkundige instelling insluit, verwaarlosing, vyandigheid, mishandeling of wat respondente "billike en wettige" diskriminasie genoem het, soos verbod op bestuur of die gebruik van swaar masjinerie. "Gevoelde stigma" verwys na die afwagting of vrees vir uitgevaardigde stigma of negatiewe reaksies op die erkenning van epilepsie, wat ook gevoelens van "verskil" en skaamte insluit. Gevoelde stigma hoef nie gebaseer te wees op persoonlike ervarings van uitgevaardigde stigma nie, maar word dikwels gebou op waargenome sosiale reaksies op epilepsie, en is so aftakelend soos uitgevaardigde stigma self.

Die gesinseenheid is 'n noodsaaklike komponent vir 'n begrip van die prosesse van stigma. Schneider en Conrad het voorgestel dat ouers eintlik (bewustelik of onbewustelik) stigma by hul kinders kan inskerp deur hul persepsies, houdings en optrede. Hierdie spesifieke insig is relevant vir mediese praktisyns wat met mense met epilepsie in Indië werk, aangesien die besluit om behandeling te soek dikwels in 'n gesinsopset geneem word en die pasiënt-dokter-interaksie ook deur familielede bemiddel word.

Stigma moet verstaan word in verband met roetine-sielkundige funksionering (die neigings om te kategoriseer), sosiale prosesse en groeperings sowel as strukturele veranderlikes binne samelewings, soos sosiale mag, geslagsrolle en sosiale geregtigheid. Mediese spesialiste wat met mense met epilepsie in Indië werk, kan nie die toestand in 'n vakuum behandel nie. Die mediese professionele moet 'n goeie begrip hê van individuele sielkundige funksionering en hulpbronne, gesinsdinamika, huishoudelike mag en geslagsrolle benewens breër sosiale en kulturele persepsies van die toestand.

Stigma verwant aan epilepsie manifesteer hom onder mense wat met hierdie toestand in Indië leef, op individuele, familiale, sosiale en strukturele vlak. Die veelvuldige vlakke waarlangs stigma ervaar kan word dra by tot die "las" van epilepsie op maniere wat nie noodwendig gekwantifiseer kan word deur tradisionele maatstawwe soos mortaliteit en morbiditeitsmaatreëls te gebruik nie. Op individuele vlak kan stigma homself manifesteer in die vorm van verminderde selfvertroue, onttrekking, selfopgelegde isolasie, finansiële verliese en neigings om skaamte te internaliseer, asook negatiewe persepsies van die self en van epilepsie, wat almal talle druppels het. -afwerking op feitlik alle aspekte van 'n individu se lewe. Op die vlak van die groter sosiale eenhede word stigma op tallose maniere gemanifesteer. Epilepsie-verwante stigma het byvoorbeeld die potensiaal om sosiale veranderlikes soos sosiale integrasie, mate van interaksie met sosiale netwerke en portuurgroepaktiwiteite te beïnvloed. 'n Jong kind met epilepsie kan voortgesette toegang tot onderwys geweier word omdat sosiale houdings in opvoedkundige instellings benadeel en diskriminerend is. In 'n land waar die meerderheid huwelike gereël bly, kan gesinne van mense met epilepsie stigma konfronteer wanneer hulle probeer om huwelike te reël. Werkgewers kan indiensneming aan potensiële werknemers met epilepsie weier, of bevordering aan bestaande werknemers met epilepsie weier.

Strukturele stigma kan waargeneem word in die beleid van private en staatsinstellings, wat stelselmatig diskrimineer teen of die geleenthede wat vir gestigmatiseerde groepe beskikbaar is, beperk. Een van die belangrikste van hierdie staatsinstellings is die reg; die wet kan 'n magtige krag wees wat veg teen die werking van stigma in die samelewing en in die strukturering van individuele weerstand teen stigma. Dit kan eweneens baie rolle speel in die bewering of inwerkingstelling van stigma. Mense het staatswette in die VSA ondersoek om die sistematiese strukturele diskriminasie wat met geestesongesteldheid verband hou, te illustreer. Indiese regsgeskiedenis verskaf konsekwente bewyse van strukturele stigma teen mense met epilepsie ondanks stellings in publikasies van die Wêreldgesondheidsorganisasie dat regskonstruksies van epilepsie in Indië ontwikkel het. Byvoorbeeld, die Hindoe Huwelikswet van 1955 en die Spesiale Huwelikswet van 1954 het albei 'n huwelik nietig gemaak as 'n maat onderworpe was aan "herhalende aanvalle van waansin en epilepsie." Etlike jare se regstryd deur die Indiese Epilepsievereniging het byna aan die einde van die twintigste eeu gelei tot die verwydering van epilepsie as 'n kriterium vir nietigverklaring. 'n Kort oorsig van die twintigste-eeuse geregtelike rekords sal aan die lig bring dat hierdie spesifieke bepaling op groot skaal gebruik is om veral teen vroue met epilepsie te diskrimineer. Selfs nadat huwelikswette ingehaal het met mediese vooruitgang en begrip van epilepsie, bly dit 'n omstrede kwessie in gesinshowe regoor Indië. Die ongelukkige maar algemene praktyk van verberging van epilepsie vir huweliksmaats word dikwels gekonstrueer as bedrog en wreedheid, en die toestand word steeds aangebied as vals bewys dat mense met epilepsie nie in staat is om huwelikslewe te onderhou nie. Onlangse data van die Verenigde State het getoon dat beslagleggings minder dikwels verantwoordelik was vir noodlottige motorongelukke (0,2%) as dronkbestuur (31%). Anders as in die VSA en verskeie ander lande, laat die Wet op Motorvoertuie in Indië nie die uitreiking van 'n lisensie om 'n motorvoertuig te bestuur toe as die aansoeker epilepsie het nie. Ten spyte van die versoekskrif aan die Indiese regering deur belangegroepe om mense met epilepsie wettiglik toe te laat om te bestuur, was daar min vordering op hierdie front. Verder word versekeringsdekking aan mense met epilepsie in Indië uitgereik teen nadelige tariewe, en mense met epilepsie word voordele geweier in die geval van ongelukke/sterftes as gevolg van epilepsie.

Die afwesigheid van toepaslike wetlike strukture wat diskriminerende gedrag teen mense met epilepsie beperk of versag, is ewe duidelik van strukturele stigma teen epilepsie in Indië. Terwyl gestremdheidswette in Noord-Amerika en die Verenigde Koninkryk verseker dat werkgewers kan verseker dat werknemers met epilepsie nie diskriminasie in die werkplek van ander werknemers of met betrekking tot toegang tot sekere beroepe konfronteer nie, is daar tot dusver geen gelykwaardige wetlike bepalings in Indië nie. Daarom kan epilepsie in Indië steeds potensiële redes wees om toegang tot indiensneming te weier indien die werkgewers byvoorbeeld 'n werknemer of potensiële werknemer se epilepsie ontdek en ag dat hulle weens hul gesondheid onindiensneembaar is aangesien die werkgewer binne hul wetlike regte is om dit te doen . Indiese wetgewing, soos dit daar staan, kan stigmatisering voortduur deur mense met epilepsie aan te moedig om voort te gaan met sistematiese verberging en geheimhouding rondom hul toestand, eerder as om hulle die ruimte te gee vir openbaarmaking, aanvaarding, beskerming en aktivisme. Strukturele stigma is ook duidelik deur die afwesigheid van akkurate, buigsame wetlike konstruksies van epilepsie, wat huidige mediese kennis van die toestand weerspieël. Die gebrek aan openbare ruimtes wat aan epilepsie toegeken word, is 'n verdere bewys van die diep onderliggende strukturele stigma rondom epilepsie in Indië. Daar is byvoorbeeld geen bewusmakingsprogramme op nasionale vlak om akkurate persepsies van epilepsie in Indië te bevorder nie, en epilepsie word stelselmatig in nasionale openbare gesondheidsbeleide verdiskonteer, ten spyte van die miljoene wat met die toestand leef en verskeie daaropvolgende uitdagings die hoof bied.

Die meting of assessering van stigma is 'n moeilike onderneming, aangesien dit instrumente vereis wat kultureel sensitief maar universeel toepaslik is. Instrumente wat kwantifisering toelaat, sluit in vraelyste (veral kennis, houding en gerapporteerde praktyk) wat inligting oor die bestaande stel oortuigings en persepsies rondom 'n bepaalde gesondheidstoestand ontlok. Een van die algemeen gebruikte instrumente is 'n drie-vraag siftingsinstrument. Hierdie stellings is "Ek voel sommige mense is ongemaklik met my," "Ek voel sommige mense behandel my soos 'n minderwaardige persoon" en "Ek voel sommige mense sal verkies om my te vermy." Dit is oorspronklik ontwikkel vir beroerte en is daarna aangepas vir gebruik in epilepsie. Sommige navorsers het meer uitgebreide instrumente met tien vrae of meer gebruik. Skale laat navorsers ook die vermoë toe om die omvang van stigma en veranderinge daarin te bereken. Werk in die VSA, Wes-Duitsland, Brittanje en Italië het byvoorbeeld almal geïllustreer hoe negatiewe publieke persepsies oor epilepsie en mense met epilepsie geleidelik verander het in die loop van die twintigste eeu. Kwantitatiewe benaderings het egter hul perke, wat bereik kan word deur 'n kombinasie van kwantitatiewe en kwalitatiewe instrumente te gebruik, wat ander voordele inhou. Kwalitatiewe metodes sluit informant-onderhoude, fokusgroepbespreking en deelnemerwaarneming in, wat alles toelaat dat ondersoekers meer gedetailleerde begrip van die werking van stigma en vooroordeel gee.

Die meting van stigma gee navorsers ook die geleentheid om moontlike oorsake te identifiseer wat die stigma beïnvloed. 'n Kort literatuuroorsig dui daarop dat beduidende variasie bestaan in faktore wat met stigma geassosieer word. Byvoorbeeld, sommige studies rapporteer 'n verband tussen die lengte van die tydperk van beslaglegging remissie en die vlakke van stigma. 'n Europese studie van die oorsake van stigma het gerapporteer dat die frekwensie van aanvalle positief gekoppel is aan stigma in die meeste van die lande in hierdie studie. Nietemin het ander navorsers teendeel gerapporteer dat stigma of lewenskwaliteit (QOL) nie noodwendig verband hou met die frekwensie van aanvalle nie. Ander faktore soos geslag (België, Portugal, VK), vroeër ouderdom van aanvang (Frankryk, Duitsland, Italië, Spanje en VK), korter duur van epilepsie (Nederland, Pole en Turkye) en beperkte kennis van epilepsie (Duitsland, Italië , Nederland, Pole, Portugal en Turkye) is aansienlik geassosieer met hoë stigma. Persone buite die huwelik (nooit getroud, geskei/geskei of weduwee) het hoër stigma as ander ervaar. Ander veranderlikes wat dui op hoër stigma is sosio-ekonomiese, demografiese en biomediese. Hoër gevoelde stigma was verbind met werkloosheid, beperkte inkomste, swak beheer van aanvalle, groter inmenging van aanvalle met alledaagse aktiwiteite, laer vertroue in die bestuur van epilepsie, meer negatiewe uitkomste met aanvalle en laer pasiënttevredenheid.

Ten spyte van die toename in werk oor die assessering van epilepsie-verwante stigma in die ontwikkelde wêreld, is daar 'n klein aantal soortgelyke sistematiese navorsing oor epilepsie-gekoppelde stigma in 'n groot deel van die ontwikkelende wêreld, en beslis in Suid-Asië. Daar is navorsing oor epilepsie-verwante stigma in state soos Kerala en Karnataka. Die bestaande werksgroep het hospitaal- en bevolkingsgebaseerde benaderings gebruik wat vraelyste behels. In Mangalore is gevind dat stigmatisering verband hou met die ouderdom en opvoeding van die respondent, hoewel dit nie verband hou met geslag en beroepstatus nie. Die verskillende wortels, manifestasies en determinante van epilepsie-verwante stigma in Indië moet egter nog volledig ondersoek word.

Een van die mees algemene individuele en familiale reaksies op stigma is verberging of gedeeltelike verberging. In die geval van epilepsie beteken dit dat hulle alle tasbare tekens van die toestand, soos die medikasie of die aanvalle self, sover moontlik verberg. Persone met epilepsie vermy of probeer stigmatisering beperk deur inligting deur twee prosesse te bestuur: óf algemene verberging óf selektiewe openbaarmaking. Verberging as 'n stigmabestuurstrategie het egter sy nadele en dit is bekend dat dit bydra tot verhoogde verwagtinge van verwerping en stigmatisering, wat dikwels lei tot 'n bose kringloop van geheimhouding, onttrekking, isolasie en sosiaal wanaangepaste gedrag.

In onlangse jare het die Wêreldgesondheidsorganisasie, die Internasionale Buro vir Epilepsie en die Internasionale Liga teen Epilepsie na vore getree met 'n wêreldwye veldtog teen epilepsie genaamd "Out of the Shadows." Een van die hooftemas van hierdie inisiatief was om die stigma rondom hierdie toestand te verminder, en programme wat demonstrasieprojekte in China, Brasilië en ander lande insluit, het gepoog om stigmaverbetering te bewerkstellig. Die demonstrasieprojek in China het 'n aanhoudende en aansienlike kennisgaping in landelike China geïdentifiseer met betrekking tot byna alle aspekte van epilepsie. Hier wend mense hulle tot tradisionele Chinese praktisyns net soveel as praktisyns van moderne medisyne. Die Chinese navorsers stel ook voor dat effektiewe gemeenskapsopvoedingsprogramme oor epilepsie die gesamentlike opleiding en opleiding van praktisyns van tradisionele en moderne medisyne moet insluit. Die Brasiliaanse opname het 'n veelsydige benadering tot stigma aanvaar en onderwys en opleiding is aan gesondheidswerkers en skoolonderwysers verskaf. Daarbenewens het die projek met 'n stigma-assesseringsinstrument vorendag gekom, wat aan die lig gebring het hoe stigma gevarieerd, dinamies en afhanklik was van sosiale, linguistiese en kulturele faktore. Soortgelyke projekte op die skaal wat in China en Brasilië gepoog is, moet egter nog in Indië aangepak word.

Ongelukkig is die stigma teen mense met epilepsie en hul gesinne steeds algemeen. Alle pogings moet aangewend word om hierdie stigma deur middel van opvoeding en bewustheid te verwyder.

Mite 27: Doen kunsmatige asemhaling op iemand wat 'n beslaglegging kry

Enige persoon wat 'n aanval het, of hulle nou met epilepsie gediagnoseer is of nie, sal nie kunsmatige asemhaling nodig hê nie. Ek is kunsmatige asemhaling gegee tydens 'n tonies-kloniese aanval en my bors was vir dae daarna baie pynlik.

As iemand 'n aanval begin kry en jy is in die omgewing en kan hulle help, probeer kalm bly en verhoed dat die persoon homself beseer. As iemand 'n stuiptrekkings kry (tonies-klonies of grand mal), sit iets sag onder hul kop, maak enigiets wat styf om die nek los, skuif voorwerpe uit hul pad, en rol die persoon saggies op hul sy (die herstelposisie) . Moet nooit iemand tydens 'n beslaglegging in bedwang hou nie. As iemand 'n beslaglegging kry wat 'n verdwaasde toestand en/of doellose bewegings (komplekse gedeeltelike) behels, bly by die persoon, beweeg voorwerpe uit hul pad en lei hulle weg van gevaar. Praat daarna saggies om die persoon te troos en gerus te stel. Die persoon sal weer wakker word, gee hom net tyd. As jy 'n aanval kry, veral tonies-klonies, maak jou liggaam baie seer en moeg.

Tensy die aanval langer as vyf minute duur, of gevolg word deur 'n reeks aanvalle, is dit selde nodig om 'n ambulans te ontbied. Daar is medikasie wat gebruik kan word om langdurige aanvalle te stop, maar in die algemeen, laat die aanvalle sy gang loop.

Toevalle is meestal nie mediese noodgevalle nie en 'n ambulans is nie altyd nodig nie. Jy moet egter 911 of nooddienste skakel as: 'n aanval vyf minute of langer duur of die een na die ander herhaal sonder dat die persoon tussenin sy bewussyn herwin; dit is die persoon se eerste beslaglegging; die persoon beseer word tydens die beslaglegging (deur 'n val of verbranding); die beslaglegging gebeur in water; of die persoon is swanger of het diabetes.

Toevalle veroorsaak gewoonlik nie asemhalingsontwrigting vir lang tydperke nie. Die persoon sal vlak en soms vertraagde asemhaling hê, maar kunsmatige resussitasie is in die meeste gevalle nie nodig nie. Dit is belangrik om die beslaglegging te tyd. Enige aanval wat langer as vyf minute duur of wanneer die persoon 'blou word', kan mediese ingryping vereis. Wees bereid om hulp te ontbied, maar dit is gewoonlik nie nodig nie.

Die korrekte noodhulp vir aanvalle is eenvoudig: Bly. Veilig. Kant. BLY by die persoon en begin om die beslaglegging te bepaal. Hou die persoon VEILIG. Draai die persoon op sy KANT as hulle nie wakker en bewus is nie. MOENIE enigiets in hul mond sit nie. MOENIE die persoon in bedwang hou nie. Bly by hulle totdat hulle wakker en wakker is na die beslaglegging. Bel 911 of nooddienste as die beslaglegging langer as vyf minute duur; as hulle herhaalde aanvalle kry; as hulle sukkel om asem te haal; as die beslaglegging in water voorkom; indien die persoon beseer, swanger of siek is; as die persoon nie terugkeer na hul gewone toestand nie, as dit die eerste keer is dat hy 'n beslaglegging kry; of as die persoon mediese hulp vra.

Oor die algemeen moet 'n beslaglegging as 'n noodgeval beskou word as: die aanvalle nie binne 'n paar minute stop nie, langdurige verwarring na die beslaglegging oorbly (gewoonlik meer as tien tot vyftien minute), indien die persoon nie reageer na 'n beslaglegging nie, indien die persoon sukkel om asem te haal, as die persoon tydens die aanval beseer is, as die aanval 'n eerste keer toeval is of as daar 'n beduidende verandering in die tipe of karakter van die aanval is van daardie persoon se gewone aanvalpatroon.

Baie mense kry aanvalle om redes wat onbekend is. Ander mense kry aanvalle van een of ander toestand wat normale breinfunksionering beïnvloed. Dit kan breingewas, infeksies, koors, geboortebeserings, besering of trauma insluit.

Ander probleme wat die werking van die brein kan beïnvloed en tot aanvalle kan lei, sluit in dwelms of medikasie, alkohol, lae bloedsuiker of ander chemiese abnormaliteite. Vinnig flikkerende ligte, hoë stres of gebrek aan slaap kan aanvalle by sekere mense veroorsaak. Toevalle by kinders is 'n spesiale kategorie van aanvalle wat 'n bietjie anders aangespreek word.

Algemene algemene (tonies-kloniese) aanvalle begin dikwels wanneer die persoon uitroep of 'n geluid maak. Dit kan gevolg word deur 'n paar sekondes van abnormale verstywing, wat vorder tot abnormale ritmiese ruk van die arms en bene. Die oë is oor die algemeen oop, maar die persoon reageer nie of waaksaam nie. Dit lyk of die persoon nie asemhaal nie. Hulle haal egter gewoonlik voldoende asem vir die kort duur van die beslaglegging. Die persoon haal dikwels diep asem vir 'n rukkie na 'n episode. Hy of sy sal geleidelik oor 'n paar minute na sy bewussyn terugkeer. Inkontinensie, of verlies van urine, is algemeen. Dikwels sal mense kortstondig veglustig wees ná 'n aanval ('n aanval wat die hele brein betrek) omdat hulle moet onthou wat gebeur het en besef dat hulle 'n aanval gehad het.

Baie ander tipes aanvalle bestaan, insluitend geïsoleerde abnormale bewegings van 'n enkele ledemaat, staar towerspreuke, of abnormale verstyfheid sonder die ritmiese ruk. 'n Dokter moet enige twyfelagtige aanval evalueer.

Nie al die volgende diagnostiese toetse is nodig vir elke tipe beslaglegging nie, en baie is nie nodig by die eerste evaluering in die noodafdeling nie. Sommige kan later as 'n buitepasiënt met 'n primêre sorg dokter gereël word.

Die evaluering en behandelings wat nodig is, kan hierdie prosedures insluit: bloedtoetse, beelding (kop CT-skandering of MRI), spinale kraan, EEG (elektro-enkefalogram of 'n breingolfopsporing), medikasie om aanvalle te stop of te voorkom.

Noodbehandeling behels gewoonlik IV (of orale medikasie by sommige mense) medikasie soos lorasepam; ander middels kan ook saam met hierdie middeltipe (fenitoïen of fosfenitoïen) gebruik word. Behandeling is nodig om binnekort te begin, aangesien voortdurende aanvalle wat twintig tot dertig minute duur, skade aan die brein kan veroorsaak. Sodra aanvalle beheer is, sal die toetse deur 'n neuroloog gedoen word om die onderliggende oorsaak te vind. Bykomende medikasie hang af van die onderliggende oorsake en die aanbevelings van 'n neuroloog.

Tuisversorging is gepas wanneer dit bekend is dat 'n persoon aanvalle het, as die beslaglegging kort is, en as die persoon sonder gebeurtenisse herstel. Gewoonlik word die pasiënt deur 'n neuroloog behandel en moet daardie dokter dalk in kennis gestel word. Toevalle is dikwels voortdurende kommer. Dit is belangrik om enige opvolgafsprake of toetse na te kom. Die meeste pasiënte word na 'n neuroloog verwys vir opvolg.

Totdat die aanvalle goed beheer word, is dit belangrik om te verhoed dat jy bestuur of betrokke raak by enige ander potensieel gevaarlike aktiwiteit wat jou kan benadeel of ander benadeel as 'n beslaglegging skielik plaasvind. Baie state vereis verpligte rapportering van beslagleggings aan staatsbestuurslisensieburo's en ander regulerende agentskappe.

Baie pasiënte wat medikasie vir aanvalle gebruik, vaar baie goed en besluit op 'n sekere tyd om op te hou om hul anti-epileptiese medikasie te neem. Hierdie besluit kan gevaarlik wees vir hulself en ander. Pasiënte moet nie medikasie staak nie, tensy hul geneesheer aangeraai om dit te doen.

Vir baie mense met herhalende aanvalle is een sleutel tot voorkoming die neem van voorgeskrewe medikasie op 'n gereelde basis. Versuim om anti-epileptiese medikasie te neem soos voorgeskryf is 'n algemene oorsaak van herhalende aanvalle. Sekere mediese toestande of interaksie met ander medikasie kan lei tot tydelike mislukking van die anti-epileptiese medisyne, selfs al word dit behoorlik geneem. As die oorsaak van die beslaglegging ontdek word, is dit belangrik om daardie toestand te behandel en aan te spreek wat ook al die beslaglegging veroorsaak het.

Die vooruitsigte vir iemand met aanvalle hang gewoonlik af van die oorsaak van die beslaglegging. Ondersoek deur 'n dokter is gewoonlik nodig om die oorsaak te ontdek of ten minste sommige oorsake uit te sluit. Die meeste aanvalle wat byvoorbeeld met medikasie, dwelms of geringe kopbeserings verband hou, verdwyn sonder spesifieke behandelings en dui nie op 'n voortdurende aanvalstoornis of epilepsie nie. Die meeste ander beslagleggingsversteurings kan effektief bestuur word met behoorlike medikasie wat onder die leiding van jou dokter of 'n spesialis bekend as 'n neuroloog gegee word. Sommige beslagleggingsversteurings is moeilik om te beheer ten spyte van medikasie en ander terapieë. Hierdie situasie is skaars. 'n Subklas van aanvalle staan bekend as nie-epileptiese aanvalle of pseudoseaanvalle. Dit is glad nie werklik epileptiese aanvalle nie, maar verteenwoordig eerder 'n toestand waarin iemand realisties-verskynende aanvalle kry as gevolg van 'n onderliggende stres of sielkundige versteuring. Prognose vir hierdie is baie goed en hou geheel en al verband met die oplossing van die persoon se onderliggende afwyking met berading, nie anti-epileptiese medikasie nie. Hierdie moontlikheid moet oorweeg word wanneer geen oorsaak van aanvalle gevind kan word nie, of as die aanvalle nie geverifieer kan word ten spyte van toepaslike evaluering nie, of as die aanvalle bestand is teen toepaslike mediese terapieë.

Mite 28: As iemand in die gesin epilepsie het, sal die kinders ook

Sommige tipes epilepsie word met genetiese faktore geassosieer. Die meeste mense met epilepsie het egter gewoonlik geen familiegeskiedenis van die toestand nie.

Die konsep van genetiese epilepsie is dat die epilepsie die direkte gevolg is van 'n bekende of veronderstelde genetiese defek waarin aanvalle die kern simptoom van die versteuring is. Die genetiese defek kan op 'n chromosomale of molekulêre vlak ontstaan. Dit is belangrik om te beklemtoon dat "geneties" nie dieselfde beteken as "oorgeërf" nie, aangesien nuwe mutasies nie ongewoon is nie. Om 'n genetiese etiologie te hê, sluit nie 'n omgewingsbydrae tot die epilepsie uit nie.

Daar is baie maniere waarop genetiese faktore kan bydra tot die ontwikkeling van epilepsie. Sekere genetiese faktore is dalk nie geërf nie en is dalk nie aan nageslag oordraagbaar nie.

'n Geen-abnormaliteit wat by bevrugting van 'n ouer geërf word, is dus by die individu se ouer aanwesig. Dit mag in al die ouerselle wees, of dit mag slegs in 'n persentasie wees, en dus slegs in 'n persentasie van hul eier-/spermselle. Elke geen bestaan met twee kopieë. Sommige oorgeërfde toestande vereis dat slegs een kopie van die geen abnormaal is (bekend as outosomaal dominant), ander oorgeërfde toestande vereis dat beide kopieë van die geen abnormaal is vir die toestand om te voorkom (bekend as outosomaal resessief). Verworwe geenabnormaliteite sluit in: de novo, sporadies, mosaïsisme, kiemlyn en somaties.

'n Geen-abnormaliteit wat plaasvind as 'n nuwe gebeurtenis (ook bekend as 'de novo', of 'n 'sporadiese' voorkoms) tydens seldeling in 'n individu na sy/haar bevrugting. Die geen-abnormaliteit word dus nie van die individu se ouers geërf nie. Die stadium van embriogenese, of latere lewe, wanneer die geenabnormaliteit voorkom, bepaal watter weefsels in die volwasse individu, en in watter persentasie selle in daardie weefsels, die geenabnormaliteit gevind sal word. Mosaïsisme is die term wat gebruik word wanneer die geen-abnormaliteit slegs in 'n persentasie van die individu se selle gevind word, en nie in almal nie. Of die individu wat deur mosaïek geraak word, 'n gesondheidstoestand het of nie, hang af van watter weefsels aangetas word en in watter mate (watter persentasie selle is wat die geen-abnormaliteit het). Die abnormaliteit word as 'n verworwe kiemlyn-geenabnormaliteit beskou as dit in die individu se gonadale weefsel (eier-/spermweefsel) teenwoordig is, aangesien dit dan na die nageslag oorgedra kan word. As dit in die individu se weefsels (soos brein) teenwoordig is, maar nie in gonadale weefsel nie (nie in eier-/spermweefsel nie), dan word dit as 'n verworwe somatiese geenabnormaliteit beskou. In hierdie geval kan dit nie na die individu se nageslag oorgedra word nie.

Sommige epilepsieë word nie deur enkelgeen-abnormaliteite veroorsaak nie, maar deur die opgesomde finale effek van veelvuldige geen-abnormaliteite/-variasies ('polygenies'), wat die vatbaarheid vir aanvalle verhoog. Individueel is hierdie geen-afwykings/-variasies nie voldoende om 'n gesondheidstoestand te veroorsaak nie, maar hul opgesomde effek kan vatbaarheid vir aanvalle verhoog. Sommige individue met poligeniese etiologieë sal spontane aanvalle kry, ander kry slegs aanvalle met bykomende omgewingssnellers teenwoordig, soos verhoogde temperatuur, virale siekte, alkohol-inname of slaaptekort. Wanneer poligeniese en omgewingsfaktore vereis word om aanvalle tot gevolg te hê, staan dit bekend as 'n 'komplekse' genetiese etiologie vir die epilepsie. Poligeniese en komplekse genetiese epilepsie kom teen hoër frekwensie voor in families van geaffekteerde individue, maar hul oorerwingspatroon is nie so maklik om te voorspel as vir enkelgeen-abnormaliteite nie. Om hierdie genetiese oorsake na te vors, of om daarvoor in individuele pasiënte te toets, is om dieselfde rede moeilik – die epilepsie is te wyte aan die gekombineerde som van die effekte van baie gene en omgewingsfaktore.

Kinders van ouers met sommige vorme van epilepsie loop 'n groter risiko om dit te ontwikkel, maar die risiko is baie laag. Dit is omdat 'n enkele geenprobleem selde epilepsie veroorsaak; dit behels gewoonlik 'n kombinasie van veelvuldige geen-defekte.

Mite 29: Mense met epilepsie kan ander seermaak tydens 'n aanval

Jy kan nie sê wat 'n persoon tydens 'n beslaglegging kan doen nie. Toevalle neem gewoonlik 'n kenmerkende vorm aan en die individu sal baie dieselfde ding tydens elke episode doen. Gedrag is dalk onvanpas vir die tyd en plek, maar dit is onwaarskynlik dat dit enigiemand skade sal berokken.

Jy kan niks doen om 'n aanval te stop sodra dit begin het nie, maar jy kan help om die persoon wat die aanval het te beskerm teen homself tydens die aanval. Sommige aanvalle is gevaarliker as ander, maar dit is onwaarskynlik dat dit 'n noodgeval sal wees. Probeer net om die persoon veilig en gemaklik te hou en rol die persoon saggies op sy sy, in die herstelposisie totdat die aanval verby is en die persoon by sy bewussyn.

Die tipe aanval wat die meeste mense herken, is die tonies-kloniese of, voorheen bekend as die grand mal-aanval, waar die persoon wat die aanval ly, styf word en rukbewegings het. Dit is baie skrikwekkend en skrikwekkend om te sien, selfs vir mense wat dit al baie keer gesien het. 'n Persoon wat 'n tonies-kloniese aanval het, sal nie die aanval onthou nie en sal 'n rukkie neem om dinge te onthou wat gebeur het voordat die aanval begin het. Die persoon sal verdwaas en verward wees en vir 'n rukkie swak voel.

Toevalle is baie gevaarliker vir die persoon wat een het as vir enigiemand rondom hulle. Die persoon wat die aanval kry, is bewusteloos en onbewus van hul omgewing en wat besig is om te gebeur. Hulle kan hulself nie teen skade beskerm nie en die onbeheerde bewegings en rukke verhoog hul kanse op besering.

Die begin van die beslaglegging is baie gevaarlik as die persoon nie sit of lê nie, want hulle sal net op die vloer val, watter kant toe die liggaam ook al land. Die persoon kan erg beseer word en selfs in die ergste omstandighede sterf.

Sekere voorsorgmaatreëls wat deur mense in die omgewing getref word, kan beserings voorkom. Jy kan die persoon se kop kussing, klere om die nek losmaak, harde of skerp voorwerpe verwyder waarmee hulle seergekry kan word en moenie probeer om hulle vas te hou of in te hou of dinge in hul mond te sit nie (dit is onmoontlik om jou tong te sluk) en om goed in hul mond te sit, kan tande kraak of selfs hul kakebeen breek.

Mite 30: Daar is wette wat vroue met epilepsie verhoed om kinders te hê

Daar is geen wette wat vroue met epilepsie verhoed om 'n gesin en kinders te hê nie. As 'n persoon met epilepsie is jy reeds baie bewus van die versteuring en die moontlikhede van besering tydens 'n aanval en as 'n ma sal jy nooit ooit jou kind in enige vorm van gevaar plaas nie. Elke vrou met epilepsie moet egter haarself en haar gesondheid ekstra sorg gee tydens swangerskap en wanneer sy haar kinders grootmaak.

Om epilepsie te hê, meng nie in met die voortplantingsproses van mans of vroue nie. Dit is 'n mediese toestand en raak mense in verskillende grade. Die voortplantingsproses is steeds dieselfde as enige persoon wat nie epilepsie het nie. Nuwer navorsing toon dat, tensy jy 'n vorige geskiedenis van onvrugbaarheid het, of 'n ander mediese toestand wat vrugbaarheid kan beïnvloed, jy dieselfde waarskynlikheid het om swanger te raak as 'n vrou wat nie epilepsie het nie.

Anti-epileptiese middels kan 'n ernstige uitwerking op 'n baba in die baarmoeder hê en kan die risiko van geboortedefekte verhoog. Daarom moet enige vrou met epilepsie wat kinders wil hê of reeds swanger is, met hul neuroloog praat om seker te maak dat die medikasie wat hulle neem veilig sal wees tydens swangerskap en borsvoeding.

Mite 31: Dit is nie veilig vir vroue met epilepsie om swanger te raak nie

Daar is risiko's vir 'n vrou met epilepsie en haar baba, maar dit kan gewoonlik beheer word. Die meerderheid swanger vroue met epilepsie het dieselfde frekwensie van aanvalle tydens swangerskap, maar sommige kan selfs minder aanvalle kry.

Sommige vroue het egter meer aanvalle tydens swangerskap wat om 'n paar redes kan gebeur. 'n Swanger vrou se liggaam gaan deur baie fisiologiese (kan verander hoe jou liggaam op anti-epileptiese middels reageer), hormonale en sielkundige veranderinge (swangerskap kan emosionele stres veroorsaak of slaappatrone beïnvloed) en al hierdie kan die kanse op 'n toeval verhoog.

Alhoewel epilepsie swangerskap 'n bietjie meer ingewikkeld kan maak, het die meeste vroue met epilepsie veilige swangerskappe en gesonde babas. Epilepsie beïnvloed gewoonlik nie 'n vrou se vermoë om swanger te raak nie en het 'n minimale uitwerking op 'n kind se ontwikkeling. As vroue egter anti-epileptiese middels gebruik, wissel die risiko van geboortedefekte van twee tot tien persent. Mense kan die risiko verminder deur nou saam met 'n neuroloog en verloskundige of ginekoloog te werk voordat hulle probeer om swanger te raak. Hulle kan besluit om jou aanvalle medikasie te verander om seker te maak dat jy die veiligste een gebruik tydens jou swangerskap.

Neuroloë beveel gewoonlik aan om epilepsiemedikasie deur die hele swangerskap voort te sit, maar dit hang af van die tipe medikasie wat jy neem en of dit veilig is tydens swangerskap of nie. Sommige anti-epileptiese middels word nie vir swanger vroue aanbeveel nie, want dit kan ontwikkelingsprobleme of geboortedefekte veroorsaak, soos spina bifida of gesplete lip. Hoër risiko medisyne is: valproïensuur, topiramaat, fenobarbital en fenitoïen. Jy sal die medikasie wat jy neem met jou dokter of neuroloog moet bespreek.

Epilepsie kom soms in gesinne voor, maar die meeste kinders erf nie epilepsie van hul ouers nie. as jy epilepsie het, is die risiko dat jou kind een of ander tyd in hul lewe epilepsie sal ontwikkel sowat vyf persent. Dit is meer waarskynlik dat jou kind epilepsie ontwikkel as jou epilepsie geërf is.

Sommige mense dink dat as hulle 'n beslaglegging kry terwyl hulle swanger is, hulle 'n miskraam sal kry. dit is nie noodwendig waar nie en die meeste vroue wat aanvalle kry terwyl hulle swanger is, gee geboorte aan gesonde babas. Om 'n aanval te kry terwyl jy swanger is, kan gevaarlik wees vir jou en die baba. As jy tydens 'n aanval op jou maag val, kan die baba beseer word en sommige aanvalle kan selfs kraam of 'n miskraam veroorsaak. Praat met jou neuroloog of ginekoloog oor wat om te doen as jy 'n beslaglegging kry.

Epilepsie het geen impak op die afleweringsmetode nie, jy en jou dokter kan besluit wat die beste vir jou is. As jy herhaalde aanvalle tydens kraam het, kan jou dokter kies om 'n C-afdeling te doen.

Baie mense glo dat borsvoeding terwyl hulle op epilepsie-medikasie gebruik nie 'n goeie idee is nie, maar studies van die afgelope dekade het getoon dat babas net 'n klein bietjie van die moeder se medikasie deur borsmelk kry, selfs minder as wat hulle tydens die swangerskap gekry het, en dat daar is min of geen risiko vir newe-effekte nie.

Daar is egter 'n paar medikasie wat riskant is om te neem terwyl jy borsvoed, naamlik: fenobarbitol, primidoon, lorasepam en etosuksimied. Hierdie medikasie kan goed wees, maar jy sal ekstra versigtig moet wees en jou baba moet monitor vir slaperigheid, vlak van waaksaamheid, nie gewig optel nie, of ander ontwikkelingsprobleme.

Laastens, neem prenatale vitamiene en foliensuur om die risiko van geboortedefekte te verlaag. Hierdie aanvullings moet voor swangerskap begin word en regdeur die swangerskap voortgesit word.

Mite 32: Epilepsiemedikasie maak alle geboortebeperkingsmetodes minder effektief

Nie alle epilepsiemedikasie het 'n effek op geboortebeperking nie. Baie vroue met epilepsie het vrae oor hoe epilepsie geboortebeperking beïnvloed. Dit maak nie saak watter tipe aanvalle jy het of hoe gereeld jy dit kry nie.

Jy kan geboortebeperking gebruik wat swangerskap op kort termyn, langtermyn of permanent voorkom, afhangende van of en wanneer jy kinders wil hê. Jy sal met jou neuroloog of dokter moet praat oor watter geboortebeperking sal werk met die medikasie wat jy neem.

Daar is twee verskillende tipes geboortebeperking: nie-hormonale en hormonale. Kondome en diafragmas is tipes nie-hormonale geboortebeperking. Geboortebeperkingspille, die skoot en die ring is tipes hormonale geboortebeperking. Epilepsiemedikasie beïnvloed nie nie-hormonale metodes nie, maar as jy ensiem-induserende epilepsie-medikasie en hormonale geboortebeperking neem, kan dit jou geboortebeperking minder effektief maak om swangerskap te voorkom.

As jy hormonale geboortebeperking gebruik, is dit moeilik om te sê watter impak jou geboortebeperking op jou aanvalle sal hê. Sommige vroue sê hormonale geboortebeperking verhoog hul aanvalle, maar ander sê dit verminder hul aanvalle en ander sê dit beïnvloed glad nie hul aanvalle nie. Dit kan wees as gevolg van sommige vroue wat 'n tipe epilepsie het wat katameniale epilepsie genoem word, wat veroorsaak word deur die fluktuasies van progesteroon in 'n vrou se liggaam.

Dit is moeilik om te sê watter kombinasie van geboortebeperking en anti-epileptiese middels vir jou sal werk. Jy sal dalk 'n paar tipes moet probeer. Gedurende hierdie proefperiodes: kyk vir tekens dat jou epilepsiemedikasie nie werk nie (veranderinge in die frekwensie, duur en tipe aanvalle wat jy het), kyk vir tekens dat jou geboortebeperking nie werk nie (gemis menstruasie, hoofpyn, teer borste, naarheid en lae rugpyne kan tekens van swangerskap wees).

Mite 33: Alle geboortebeperkingsmetodes verhoog die kans op aanvalle by vroue met epilepsie

Nie-hormonale geboortebeperkingsmetodes soos kondome en die diafragma het hoegenaamd geen effek op die frekwensie of duur van aanvalle by vroue met epilepsie nie.

Sommige hormonale geboortebeperkingsbehandelings kan jou aanvalle in 'n positiewe (minder gereelde aanvalle) of 'n negatiewe (meer gereelde aanvalle) beïnvloed, maar sommige vroue se epilepsie word nie beïnvloed nie.

Katameniale epilepsie is 'n tipe epilepsie by vroue waar aanvalle beïnvloed kan word deur variasies in geslagshormoonafskeiding gedurende die menstruele siklus. Daar is gevind dat estrogeen prokonvulsiewe effekte het, terwyl progesteroon antikonvulsiewe eienskappe het.

Daar is gevind dat katameniale epilepsie ongeveer een derde van vroue met epilepsie affekteer en geboortebeperking kan die frekwensie van aanvalle vir hierdie vroue verminder.

Mite 34: Tieners met epilepsie kan nie universiteit bywoon nie

Verskeie jong mense met epilepsie studeer op universiteit of kollege. Baie van hulle vaar baie goed en gradueer met grade of diplomas. Die frekwensie van hul aanvalle kan klasse inmeng, maar andersins is hulle dieselfde as die ander studente.

'n Skool, kollege of universiteit kan nie teen enige persoon met epilepsie diskrimineer nie. Om met die instansie te praat kan help om seker te maak hulle het die regte soort ondersteuning, wat kan insluit om na die persoon se tipe epilepsie te kyk en hoe dit hulle en hul skoolwerk affekteer. Dit kan help om te verseker dat studente met afwykings of gestremdhede dieselfde geleenthede as ander studente kry.

Medikasie newe-effekte soos moegheid, probleme om te konsentreer, probleme met korttermyngeheue en ander kan inmeng met studies. Die aanvalle kan ook ontwrigtend wees.

Universiteite en kolleges sal gewoonlik baie praktiese hulp aan studente met epilepsie gee om hulle in hul studies te ondersteun.

Vir mense met epilepsie kan eksamens besonder uitdagend wees omdat eksamenstres aanvalle kan veroorsaak en medikasie newe-effekte kan ook problematies wees.

Mite 35: Tieners met epilepsie kan nie sport beoefen nie

'n Persoon met epilepsie kan aan sport of ander ontspanningsaktiwiteite deelneem. Die meeste sport- en ontspanningsaktiwiteite is veilig vir mense met epilepsie. Dit hang egter af van die mate van aanvallebeheer, die tipe aktiwiteit en wat die dokter aanbeveel.

Baie ouers het die verkeerde indruk dat sport te gevaarlik is vir tieners met epilepsie, maar sport is 'n belangrike deel van enige kind se lewe, en in die meeste gevalle is sport veilig vir kinders met epilepsie.

Vir die ouers van jong kinders en tieners met epilepsie is daar baie gevaarlike plekke en situasies. Hierdie vrese is heeltemal natuurlik en word verwag omdat enige ouer die behoefte voel om hul kind te beskerm, maar in die meeste gevalle gaan dit goed met kinders met epilepsie en lei hulle heeltemal normale lewens. Die meeste kinders met epilepsie kan omtrent enigiets doen.

Daar is 'n paar voorsorgmaatreëls wat getref moet word, veral rondom hoogtes en water. Om 'n boom te klim en te swem kan gevaarlik wees, tensy iemand daar is om hulle te vang, of om hulle uit die swembad te haal as hulle 'n beslaglegging het. Jy moet die afrigter, onderwyser en/of skoolhoof vertel dat jou kind epilepsie het, selfs al is dit 'n rukkie sedert die laaste aanval. Daar is niks om oor skaam te wees nie, en dit is beter vir hulle om voorbereid te wees op 'n beslaglegging en presies te weet wat om te doen vir noodhulp.

Daar is baie swak ingeligte afrigters, onderwysers en skoolhoofde wat nie gretig is om 'n kind met epilepsie by sportspanne te hê nie, maar jy kan inspring en vir hulle inligting gee oor epilepsie en noodhulp.

My raad (vir enigiemand met epilepsie): luister na jou liggaam (as jy goed voel, moet jy goed gaan), maak seker dat iemand naby is of wag totdat iemand daar is voordat jy met die aktiwiteit begin (om jou te help as jy 'n beslaglegging), dink voor jy optree (daar is baie aktiwiteite wat gevaarlik kan wees vir mense met epilepsie en dit is altyd beter om veilig te wees as jammer), leer die mense rondom jou oor beslaglegging noodhulp (dit is beter as hulle weet wat om te doen as dit wel gebeur). Bewustheid is die sleutel!

Daar is geen reëls oor watter sport kinders of volwassenes met epilepsie kan of nie kan speel nie, dit hang af van die persoon se spesifieke toestand, hul simptome en hul tipe epilepsie.

Dink prakties aan die vermoëns van die persoon met epilepsie. Dink aan wat die gevolge kan wees van 'n aanval tydens 'n spesifieke aktiwiteit. As dit op daardie tydstip gevaarlik sou wees, moet dit vermy of uitgestel word totdat omstandighede bevredigend is.

Om 'n beslaglegging op die sokker- of bofbalveld te kry is nie gevaarlik nie, alhoewel dit 'n verleentheid kan wees, maar om 'n aanval te kry terwyl jy rotsklim, kan baie gevaarlik wees, so ekstra voorsorgmaatreëls moet getref word.

As jou kind medikasie gebruik, maar steeds geneig is tot aanvalle, sal 'n verlies van bewussyn op die sokkerveld riskant wees, maar as die anti-epileptiese middels werk en aanvalle onder beheer is, is die risiko om 'n aanvalle op die veld te kry redelik laag.

Sommige ouers is bekommerd oor kinders met epilepsie wat op die kop geslaan word. Daar is geen bewyse dat die brein van kinders met epilepsie meer broos as gewoonlik is nie. Vir kinders wie se aanvalle onder beheer is, is kontaksport net so veilig of riskant soos vir enigiemand anders.

Mite 36: Flitsende ligte of videospeletjies veroorsaak altyd aanvalle

Nie alle mense met epilepsie hoef flikkerligte te vermy nie. As 'n persoon fotosensitief is, kan ligte wat teen 'n sekere spoed en helderheid flikker, 'n aanval veroorsaak. Mense wat fotosensitief is, het spesifieke abnormaliteite op hul EEG. Veel meer algemene aanvalsnellers sluit in lae aanvalmedikasievlakke, gebrek aan slaap, stres of angs, menstruele/hormonale veranderinge, siekte of koors, interaksies van nie-voorskrifmedikasie, oormatige alkoholverbruik of straatdwelms.

Aanvalle wat veroorsaak word deur flitsende ligte of videospeletjies is baie skaars. Slegs sowat 3 persent van mense met epilepsie het aanvalle wat veroorsaak word deur ligte wat teen sekere intensiteite of aan sekere visuele patrone flikker. Hierdie tipe epilepsie word fotosensitiewe epilepsie genoem.

Fotosensitiewe epilepsie is meer algemeen by kinders en tieners as by volwassenes. Diegene met algemene epilepsie met sekere epilepsie sindrome, soos jeugdige miokloniese epilepsie en Jeavon se sindroom (epilepsie met ooglid mioklonie) kan aanvalle kry wat deur flikkerligte veroorsaak word.

Baie mense is onbewus daarvan dat hulle sensitief is vir flikkerende ligte of flikkerpatrone totdat hulle 'n aanval kry. Hulle kan slegs aanvalle kry wat veroorsaak word deur sekere fotografiese (lig) toestande en nooit voortgaan om epilepsie met spontane aanvalle te ontwikkel nie. Ander mense wat deur ligblootstelling versteur word, ontwikkel glad nie aanvalle nie, maar het ander simptome soos hoofpyn, naarheid, braking en duiseligheid.

Fotosensitiewe epilepsie kan veroorsaak word deur enigiets wat die sinchronie van breinselle abnormaal verhoog. Sekere patrone van lig, flikkerende helder ligte op spesifieke frekwensies, sinchroniseer selle binne die visuele korteks. As die neurone deur hul netwerke vuur op 'n vlak wat te hoog is, kan hulle ander neurone in 'n hipersinchroniese ontlading werf. Dit is wat in die brein gebeur tydens 'n aanval.

Die brein toon 'n sterk reaksie op flitse rondom twintig per sekonde (20Hz) wat ook die meeste geneig is om aanvalle te veroorsaak. Wanneer lig die oog tref, word seine deur die talamus ('n sentrale breinstruktuur wat breinseine herlei) gestuur na die kortikale breinareas wat visuele stimuli verwerk. Hierdie breinareas lewer sterk insette na die res van die brein en in fotosensitiewe epilepsie reageer die brein oormatig op sekere visuele insette, soms so sterk dat 'n aanval veroorsaak word.

Fotosensitiewe epilepsie het 'n algemene voorkoms van ongeveer een uit tienduisend individue, maar dit is meer algemeen by jonger mense, wat ongeveer een uit vierduisend tussen die ouderdomme van vyf en vier-en-twintig affekteer. Die faktore betrokke by fotosensitiwiteit, insluitend ouderdom-afhanklike response, is kompleks en word nie goed verstaan nie. Genetiese studies toon dat fotosensitiwiteit oorgeërf kan word. Verskeie gene is geïdentifiseer as risikofaktore vir fotosensitiwiteit, maar geen geen is gevind om die toestand te verklaar nie. Om een van hierdie geenmutasies te hê, waarborg egter nie fotosensitiwiteit nie (hierdie variante is redelik skaars) en om een te hê beteken nie dat die persoon vry sal wees van fotosensitiwiteit nie.

Daar is sekere stimuli wat die meeste waarskynlik aanvalle sal veroorsaak. Helderheid is uitdagend, veral die kontras tussen die flits en die geen-flitsperiode. Helderheid is belangrik omdat moderne televisieskerms of rekenaarskerms so helder kan word. Die beeld moet ook genoeg van die retina beslaan. Die meeste van die tyd verg dit ten minste 'n paar sekondes se flits om 'n beslaglegging te veroorsaak. Vir die meeste mense is die mees lastige frekwensiereeks tien tot twintig flitse per sekonde (10-20Hz).

Benewens flikkerende ligte, kan sekere gereelde patrone aanvalle veroorsaak (soos hoë kontras swart en wit gestreepte patrone). Die eerste kortikale breinarea om visuele insette te verwerk, is gestruktureer in kolomme wat reageer op strepe of rande van verskillende oriëntasie. Oriëntasiekolomme wat op dieselfde oriëntasie reageer, kan mekaar inhibeer. Een hipotese oor patroonsensitiewe epilepsie dui daarop dat hierdie inhibisie minder effektief is. Sonder hierdie inhibisie kan 'n sterk stimulus wat een stel oriëntasiekolomme aandryf sterk, onbeheerde neuronale aktiwiteit (weghol-opwekking) uitlok.

Behandeling vir fotosensitiewe epilepsie is simptomaties (die anti-epileptiese middels kan aanvalle onderdruk, maar nie die epilepsie genees nie). As jy weet dat jy fotosensitief is, kan jy die stimuli vermy. Bly weg van die diskoteek of flitsliggies. As jy videospeletjies speel, sit verder van die skerm af en speel in 'n goed verligte kamer.

Mite 37: Koorsaanvalle (wat deur hoë koors veroorsaak word) veroorsaak epilepsie by kinders

Epilepsie kom meer dikwels voor by kinders wat koorsaanvalle gehad het. Die risiko dat 'n kind epilepsie sal ontwikkel na 'n enkele, eenvoudige koorsaanval is egter net effens hoër as dié van 'n kind wat nooit 'n koorsaanval kry nie.

Koorsaanvalle is stuiptrekkings wat by 'n kind tussen ses maande en vyf jaar voorkom en 'n temperatuur hoër as 38°C (100.4°F) het. Die meeste koorsaanvalle kom voor by kinders tussen twaalf en agtien maande oud.

Koorsaanvalle kom voor by twee tot vier persent van kinders jonger as vyf jaar. Hulle kan skrikwekkend wees om te kyk, maar veroorsaak nie breinskade of beïnvloed nie die kind se intelligensie nie. Epilepsie word gedefinieer as om twee of meer aanvalle te hê sonder koors teenwoordig, dus om 'n koorsaanval te hê, beteken nie dat 'n kind epilepsie het nie.

Daar is 'n paar moontlike oorsake van koorsaanvalle, naamlik infeksie, inentings of ander risikofaktore soos 'n familiegeskiedenis van koorsaanvalle, wat 'n kind se risiko van koorsaanvalle sal verhoog. 'n Bakteriese of virale infeksie kan koors veroorsaak wat ook koorsstuipe kan veroorsaak. Sekere entstowwe (veral masels, pampoentjies en rubella) kan koors veroorsaak (agt tot veertien dae ná inenting) wat tot koorsstuipe kan lei.

Koorsaanvalle kom gewoonlik op die eerste dag van siekte voor, en in sommige gevalle is die aanvalle die eerste leidraad dat die kind siek is. Die meeste koorsstuipe vind plaas wanneer die temperatuur hoër as 39°C (102.2°F) is. Koorsaanvalle word geklassifiseer as eenvoudig of kompleks.

Eenvoudige koorsstuipe is die algemeenste. Tipies verloor die kind sy bewussyn en kry 'n stuiptrekking of ritmiese trekking van die arms of bene. Die meeste aanvalle duur nie langer as een of twee minute nie, hoewel dit tot vyftien minute kan duur. Na die beslaglegging kan die kind verward of slaperig wees, maar het nie arm- of beenswakheid nie.

Komplekse koorsaanvalle is minder algemeen en kan langer as vyftien minute (of dertig minute as in 'n reeks) duur. Die kind kan tydelike swakheid van 'n arm of been hê na die beslaglegging.

'n Kind wat 'n koorsaanval het, moet so gou as moontlik deur 'n gesondheidswerker (in 'n noodgevalle-afdeling of mediese kliniek) gesien word om die oorsaak van die koors te bepaal. Sommige kinders, veral dié wat minder as twaalf maande oud is, sal dalk getoets moet word om te verseker dat die koors nie verband hou met meningitis nie ('n ernstige infeksie van die voering van die brein).

Behandeling vir langdurige aanvalle behels gewoonlik om die kind 'n anti-aanvalle medikasie te gee en die kind se hartklop, bloeddruk en asemhaling te monitor. As die aanvalle vanself stop, is medikasie teen aanvalle nie nodig nie. Na 'n eenvoudige koorsaanval hoef die meeste kinders nie in die hospitaal te bly nie, tensy die aanval veroorsaak is deur 'n ernstige infeksie wat behandeling in die hospitaal vereis.

Nadat die beslaglegging opgehou het, word behandeling vir die koors begin, gewoonlik deur orale of rektale Acetaminophen of Ibuprofen te gee en soms deur met kamertemperatuur (nie koue) water te spons.

Kinders wat 'n koorsaanval het loop die risiko om nog 'n koorsaanval te kry (dit kom voor in dertig tot vyf en dertig persent van die gevalle. Herhalende koorsaanvalle kom nie noodwendig voor by dieselfde temperatuur as die eerste episode nie, en kom nie elke keer voor wanneer die kind voorkom nie. het 'n koors.Die meeste herhalings gebeur binne een jaar na die aanvanklike aanval en byna almal gebeur binne twee jaar vanaf die eerste aanval.

Die risiko van herhalende aanvalle is hoër vir kinders wat jonk is (minder as vyftien maande), gereelde koors het, 'n ouer of broer of suster het wat koorsaanvalle of epilepsie gehad het, 'n kort tydjie het tussen die aanvang van koors en die aanval of 'n lae graad van koors voor hul beslaglegging.

Ouers wat hul kind se koorsaanval sien, kan 'n paar dinge doen om te verhoed dat die kind hom- of haarself benadeel:

Plaas die kind op sy sy, maar moenie probeer om hul beweging of stuiptrekkings te stop nie. Moenie iets in die kind se mond sit nie.

Verwyder skerp of harde voorwerpe uit die omgewing van die kind.

Hou die tyd van die beslaglegging. Aanvalle wat langer as vyf minute duur, vereis onmiddellike behandeling. Een ouer moet by die kind bly terwyl die ander ouer nood mediese hulp ontbied.

Ouers van 'n kind wat die risiko loop om 'n herhalende koorsaanval te kry, kan geleer word om tuis behandeling te gee vir aanvalle wat langer as vyf minute duur. Behandeling behels gewoonlik om die kind een dosis Diazepam Gel in die rektum te gee. Een dosis is gewoonlik al wat nodig is om 'n beslaglegging te stop.

In die meeste gevalle word behandeling om toekomstige aanvalle te voorkom nie aanbeveel nie; die risiko's en potensiële newe-effekte van daaglikse medikasie teen aanvalle swaarder as die voordeel daarvan. Daarbenewens word die gee van medikasie (acetaminophen of ibuprofen) om koors te voorkom nie aanbeveel by 'n kind sonder koors nie (as die kind 'n verkoue maar geen koors het nie) omdat dit blykbaar nie die risiko van toekomstige koorsaanvalle verminder nie.

Behandeling vir koors (temperatuur hoër as 100.4°F of 38°C) is aanvaarbaar maar nie altyd nodig nie; ouers moet met hul gesondheidswerker praat vir hulp om te besluit wanneer om 'n kind se koors te behandel. 'n Gedetailleerde bespreking van koors by kinders is afsonderlik beskikbaar.

Intelligensie en ander aspekte van breinontwikkeling blyk nie deur 'n koorsaanval beïnvloed te word nie, of die aanval eenvoudig, kompleks of herhalend was, en of dit in die omgewing van infeksie of na immunisering plaasgevind het.

Epilepsie kom meer gereeld voor by kinders wat koorsaanvalle gehad het. Die risiko dat 'n kind epilepsie sal ontwikkel na 'n enkele, eenvoudige koorsaanval is egter net effens hoër as dié van 'n kind wat nooit 'n koorsaanval kry nie.

Mite 38: 'n Persoon wat epilepsie of aanvalle het, kan nie bloed gee nie

In baie lande word mense met epilepsie tydelik of permanent uitgesluit om bloed te skenk. Hierdie uitsluiting is gebaseer op die aanname dat hulle meer geneig is om nadelige skenkerreaksies soos epileptiese aanvalle te ervaar, en nie op wetenskaplike bewyse nie.

So, wat is die nadelige gevolge van bloedskenking op epilepsie pasiënte? Geen studie, sover ek deur al die navorsing sien, kon aantoon dat 'n bloedskenking tot nadelige gebeurtenisse by epilepsiepasiënte gelei het nie.

Beperkte lae kwaliteit studies kon nie aantoon dat bloedskenkers met epilepsie 'n verhoogde risiko van nadelige effekte het nie. Verdere navorsing is nodig om te bepaal of en hoe lank epilepsiepasiënte van bloedskenking uitgesluit moet word.

Mite 39: Die toedien van scarification kan epilepsie genees

Epilepsie is 'n chroniese mediese probleem wat vir baie mense suksesvol behandel kan word. Ongelukkig werk behandeling nie vir almal nie en daar is 'n kritieke behoefte aan meer navorsing.

Daar is geen bekende geneesmiddel vir epilepsie nie. Ongeveer sewentig persent van mense met epilepsie se aanvalle word egter met medikasie beheer. In sommige gevalle bied epilepsie-chirurgie die moontlikheid van 'n vermindering of uitskakeling van die aanvalle. Afhangende van die tipe epilepsie, sal sommige mense hul epilepsie ontgroei.

Die meeste mense met epilepsie woon in ontwikkelende lande met beperkte toegang tot mediese sorg. In Afrika speel tradisionele genesers 'n prominente rol in die versorging van mense met epilepsie, tog is min bekend oor epilepsiesorg deur tradisionele genesers.

Tradisionele genesers herken dieselfde simptome wat 'n neuroloog ontlok om die aanvang van aanvalle te karakteriseer (bv. reukhallusinasies, Jackson-mars, outomatismes). Alhoewel tradisionele genesers 'n familiale neiging vir sommige aanvalle erken en oorsake van simptomatiese epilepsie onderskryf, glo hulle dat heksery 'n sentrale, uitdagende rol in die meeste aanvalle speel. Behandeling word na die eerste beslaglegging begin en bevat gewoonlik sekere plant- en diereprodukte. Pasiënte wat nie verdere aanvalle ervaar nie, word as genees beskou. Diegene wat nie op terapie reageer nie, kan na ander genesers verwys word. Tekens van gepaardgaande sistemiese siekte is die mees algemene rede vir verwysing na 'n hospitaal.

Tradisionele genesers verkry gedetailleerde gebeurtenisgeskiedenis, is behandeling gefokus en kan pasiënte wat refraktêre aanvalle het na ander genesers verwys. Onder sommige omstandighede erken hulle 'n rol vir moderne gesondheidsorg en verwys hulle pasiënte na die hospitaal. Gegewe hul oorheersing as sorgverskaffers vir mense met epilepsie, is verdere begrip van hul benadering tot sorg belangrik. Samewerkende verhoudings tussen dokters en tradisionele genesers is nodig as ons hoop om die behandelingsgaping in Afrika te oorbrug.

Van die veertig miljoen mense met epilepsie wêreldwyd woon tagtig persent in ontwikkelende lande. In Afrika het twee derdes tot driekwart van die landelike bevolking moontlik feitlik geen toegang tot moderne gesondheidsorgfasiliteite nie. Ondanks skuiwe om gesondheidsorg te desentraliseer, het hulpbronne grootliks gesentraliseerd en swak toegewys gebly. Pasiënte moet lang afstande reis om mediese hulp te soek. Reiskoste kan buitensporig wees. Vertragings om oorwerkte gesondheidsorgverskaffers te sien, kan aansienlik wees. Pasiënte kan opdaag om personeel met verlof, medisyne wat uit voorraad is, of mediese verskaffers te kry wat nie die nodige kundigheid het nie. Gebruikersfooie weerhou die soeke van gesondheidsorg verder, veral in kwesbare pasiëntpopulasies. Diegene wat hierdie struikelblokke oorkom en toegang tot mediese fasiliteite kry, kan verdere uitgawes aangaan om medisyne te koop of te reis om dit af te haal.

Mense met epilepsie is veral geneig om hindernisse tot mediese sorg teëkom. Herhalende aanvalle kan 'n persoon se vermoë beperk om die handearbeid wat nodig is vir die plattelandse lewe uit te voer, epilepsie veroorsaak ekonomiese verliese. In Afrika word epilepsie met geweldige stigma geassosieer, wat sosiale en ekonomiese benadeling kan vererger. Waar epilepsie onderbehandel en gestigmatiseer word, is mense met epilepsie minder aanstelbaar en minder geneig om 'n bestaan te verdien. Hulle kan dalk nie die sosiale netwerke mobiliseer wat nodig is om die vervoer, finansiële bystand, verblyf en sielkundige ondersteuning te verskaf wat nodig is om sorg te soek in verafgeleë mediese fasiliteite en onder hulpbronne nie.

In hierdie konteks is dit geen verrassing dat mense met epilepsie sorg soek by tradisionele genesers eerder as by dokters nie. Nie net is tradisionele genesers meer fisies toeganklik vir pasiënte nie, maar hulle bied ook groter kulturele en konseptuele vertroudheid. Hospitaalgebaseerde sorg is siektegesentreerd en kan moontlik nie verduidelikings van die oorsaak van die siekte op 'n ekologies geldige wyse gee nie. Omgekeerd fokus tradisionele genesers meer op die pasiënte en hul sosiale omgewings as op hul spesifieke kwale, wat die sielkundige en sosiale konteks van siekte sterk beklemtoon. Pasiënte in tradisionele kulture glo dikwels dat sielkundige en sosiale konflikte 'n groot oorsaak van siektes is, die versuim van moderne medisyne om hierdie bekommernisse aan te spreek, kan die waargenome krag van moderne mediese intervensies verminder.

Afhanklikheid van tradisionele maniere van gesondheidsorg in Afrika sal waarskynlik toeneem namate die gaping tussen gesondheidsorgbehoeftes en hulpbronne groter word onder die toenemende las van armoede en die meedoënlose menslike immuniteitsgebrekvirus (MIV)-epidemie. Reeds sewentig persent van pasiënte in sommige gebiede soek aanvanklik gesondheidsorg by tradisionele genesers. Regerings in ontwikkelende lande het 'n dialoog met tradisionele genesers begin om 'n mate van assosiasie met die formele gesondheidsorgsektor te fasiliteer. Suid-Afrika het onlangs wetgewing aangeneem om sowat tweehonderdduisend tradisionele genesers te lisensieer. Ten spyte van die wêreldwye oorheersing van tradisionele genesing vir mense met epilepsie en voortdurende pogings om tradisionele genesers in die formele mediese stelsel in te sluit, weet ons baie min oor hoe tradisionele genesers epilepsiesorg benader.

Daar was 'n vierjarige kind wat 'n algemene tonies-kloniese aanval gehad het terwyl hy in die sorg van die grootouers aan vaderskant was. Die grootouers van vaderskant het 'n tradisionele geneser geraadpleeg, wat die stuiptrekking toegeskryf het aan die woedende gees van die kind se oorlede pa. Na die vader se dood het die grootouers van vaderskant beslag gelê op die familie se bates, insluitend hierdie kind, wat die moeder behoeftig gelaat het. Die ma het epilepsie gehad, en die grootouers van vaderskant het nie geglo dat sy 'n fikse ouer is nie, alhoewel sy fenobarbital (PB) met goeie aanvallebeheer geneem het. Die tradisionele geneser het hierdie skending van regmatige erfenis as die oorsaak van die kind se aanvalle beroep en bepleit dat die kind en van die besittings aan die moeder terugbesorg moet word sodat die aanvalle kan stop. Die kind het voortgegaan met intermitterende aanvalle en het ten minste twee episodes van status epilepticus gehad, moontlik in die omgewing van malaria. Uiteindelik het die grootouers die kind aan die ma terugbesorg.

Die ma het die kind na 'n ander tradisionele geneser geneem, wat die kind met kruie-stoomtent behandel het. Tydens een van die stoomsessies het die kind vorentoe op 'n kokende stoompot geval en brandwonde aan die voorkop opgedoen. Die tradisionele geneser het die ma verseker dat met volle behandeling die aanvalle sou stop. Toe die ma egter nie die prys van een lewende bok kon betaal nie, het die tradisionele geneser geweier om behandeling te voltooi. Die ma het toe besluit om sorg by die hospitaal te soek.

Die meeste tradisionele genesers glo heksery is tot 'n mate verantwoordelik vir aanvalle. Die sterk geloof in heksery en volgehoue kapasiteit vir magiese denke wat in landelike Afrika sigbaar is, kan vir Westerlinge moeilik wees om te waardeer. Hierdie oortuigings is nie beperk tot die onopgevoede nie. Sommige van die opgeleide gesondheidsorgwerkers met wie ons onderhoude gevoer het, insluitend dokters, glo heksery speel 'n rol in die veroorsaak van aanvalle. Geloof in heksery as die uiteindelike oorsaak van die toestand sluit nie uit dat nabye oorsake vir aanvalle toegeskryf word nie. Byvoorbeeld, 'n towerspel wat op iemand uitgespreek word, kan veroorsaak dat hy of haar aanvalle kry tydens 'n aanval van malaria, terwyl die malaria andersins nie aanvalle sou veroorsaak nie. Die genesers het 'n uiteenlopende reeks spesifieke omstandighede aangemeld wat tot aanvalle kan lei.

Die tradisionele genesers stem saam dat niks in die pasiënt se mond geplaas moet word nie. Hulle het "rook in die neusgat opblaas" onderskryf om die beslaglegging te probeer keer. Hulle het ook liggaamlike afskeidings (urine, ontlasting, flatus (gas uit die maag) en speeksel) geïdentifiseer as aansteeklike stowwe wat moontlik aanvalle aan omstanders kan oordra. Behandelings om familielede teen epilepsie te "immuniseer" kan voorgestaan word. Die tradisionele genesers onderskryf die belangrikheid daarvan om die pasiënt 'n verduideliking vir die beslaglegging te gee.

Heksery-geïnduseerde aanvalle kan genees word deur behandeling met 'n teenmiddel wat dieselfde bestanddele bevat wat in die oorspronklike heksery gebruik is. Behandelingsmislukkings vind plaas wanneer die geneser nie die korrekte bestanddele kan identifiseer en bekom nie. Gewilde bestanddele vir epilepsiebehandeling wat deur beide die tradisionele genesers en hospitaalgesondheidsorgwerkers gebruik is, was produkte van diere wat gedrag toon wat lyk soos stuiptrekkings of bewussynsverlies. Sommige gevalle van epilepsie kan nie genees word nie. Brandwonde word gesien as 'n teken van onoplosbare epilepsie. Baie genesers glo dat die brandwond self op een of ander manier die slagoffer se lot verseël. Ander studies het soortgelyke oortuigings onder tradisionele genesers in ander Afrika-streke bevestig.

Tradisionele genesers kan pasiënte na 'n ander geneser verwys as hul eie terapieë misluk. Verwysings word gemaak na 'n kragtiger geneser of een wat toegang het tot verskillende bestanddele vir gebruik in behandeling. Tradisionele genesers erken ook 'n rol vir moderne medisyne in die behandeling van aanvalle en rapporteer dat pasiënte soms na die hospitaal verwys word, veral wanneer aanvalle binne die konteks van sekere ander toestande voorkom. Spesifieke mediese ingrypings soos "druppels", inspuitings en wondsorg is ook aangevoer as redes om pasiënte na die hospitaal te stuur. Soms word pasiënte verwys bloot omdat die geneser voel sy of haar sorg het misluk.

Beduidende ekonomiese beperkings in Afrika gaan voort om die ontwikkeling van gesondheidstelsels te inhibeer, en vir die afsienbare toekoms kan moderne mediese stelsels alleen nie die behandelingsgaping vir mense met epilepsie oorbrug nie. Ten spyte van talle antropologiese en sommige epidemiologiese studies, wat die belangrike gesondheidsbevorderende rol van tradisionele genesers in Afrika beklemtoon, het moderne gesondheidsorg tradisionele genesers dikwels met 'n mengsel van skeptisisme en agterdog beskou. Tradisionele genesers is 'n integrale deel van die gesondheidsorgsituasie in Afrika, en pogings om medies in te gryp, sonder samewerking met tradisionele genesers, sal waarskynlik misluk.

Mense met aanvalle wat gekenmerk word deur brandpuntmotoriese of sensoriese verskynsels, het gewoonlik tradisionele geneser se scarification of tatoeëermerke in die streek wat geraak word by die aanvang van die aanvalle. Dit wys dat die tradisionele geneser rapporteer dat hulle gedetailleerde geskiedenisse van die aanvang van aanvalle verkry. Brandwonde in Afrika-mense met epilepsie word geassosieer met gereelde aanvalle en is dus waarskynlik 'n aanduiding van 'n lae waarskynlikheid van vryheid van aanvalle.

Tradisionele medisyne is nie altyd goedaardig nie. Negatiewe gevolge kan voortspruit uit tradisionele genesersorg, soos die kind se brandwonde. Versorging wat deur tradisionele genesers verskaf word, kan aansienlike finansiële hulpbronne verbruik, maar tradisionele geneserssorg is dalk nie heeltemal sonder voordeel nie. As 'n geneser se behandeling die familielede van 'n persoon met epilepsie toelaat om nie meer besmetting te vrees nie, is die familie dalk meer gewillig om die persoon met epilepsie by te staan wanneer hulle aanvalle ervaar - trek hulle uit die vuur, verhoed dat hulle verdrink. Daarbenewens, na 'n eerste beslaglegging, is sommige individue voortdurend bekommerd oor die moontlikheid van 'n ander beslaglegging. Baie sal nooit 'n tweede aanval kry nie, of die volgende aanval sal vir maande of jare nie plaasvind nie. Miskien verlig die tradisionele geneser se rituele behandeling hierdie bekommernis en laat die persoon toe om as "normaal" na die sosiale vou terug te keer. Soms lyk dit of die tradisionele genesers as die gemeenskap se morele gewete funksioneer - wat gebroke taboes en geskendte norme uitwys.

Ongeag hoe ons kies om tradisionele genesers en hul sorg te beskou, vanuit die perspektief van mense met epilepsie in landelike Afrika, is hierdie individue sentrale figure in gesondheidsorgvoorsiening. Tradisionele genesers se prominensie in die lewens van mense met epilepsie vereis dat ons hul sorg verstaan en erken. Enige intervensies wat daarop gemik is om toegang tot sorg te verhoog en epilepsie-geassosieerde stigma te verlig, moet hierdie groep verskaffers insluit.

Daar is geen formele opleidingskole of geskrewe boeke vir tradisionele genesers nie. In plaas daarvan kry die meeste genesers hul kennis en vaardighede van 'n ouer familielid, of studente kan by 'n nie-familielid opgelei word. Mense in Afrika het verskillende idees oor wat epilepsie veroorsaak en hoe om hierdie probleem te behandel, maar sommige idees word gedeel. Daar is twee tipes epilepsie. Die een is 'n siekte wat deur heksery veroorsaak word. Gedryf deur jaloesie of die begeerte om suksesvol te wees in besigheid, kan 'n persoon, deur magie, epilepsie aan 'n ander toedien. Die slagoffer kan dalk nie meer geld verdien nie of kan al sy geld gebruik om vir behandelings te betaal en 'n genesing te soek. 'n Tweede basiese vorm van epilepsie word gevind wanneer meer as een familielid epilepsie het. Dit is dalk nie die gevolg van heksery nie. Hierdie vorm is moeilik om te behandel en vereis dat die tradisionele geneser behandeling verskaf om siekte by familielede sonder epilepsie te voorkom. In die behandeling van die tipe wat deur heksery veroorsaak word, gebruik die geneser sy bonatuurlike kragte om eers die bestanddele wat gebruik word om die toorkuns op die lyer toe te pas, te vergod. Hy kan sekere betowerde voorwerpe gebruik om hierdie bestanddele te vergoddelik. Hy moet dan dieselfde bestanddele versamel as 'n teenmiddel. Algemene bestanddele is dele van insekte of diere wat self stuiptrekkings het (byvoorbeeld 'n sekere insek wat, wanneer dit gemolesteer word, wikkel en dan dood speel). Die bosbaba skyn dood om aanval te vermy. Dit is gesogte bestanddele. Sulke insekte of dieredele word met plantdele gemeng in dieselfde verhouding as dié wat gebruik word om die epilepsie toe te dien. Die mengsel word dan op die vel toegedien, ingeasem of geëet. Vir die tipe epilepsie wat in gesinne voorkom, fokus behandeling op die beskerming van familielede sonder epilepsie. Wanneer so 'n pasiënt na die tradisionele geneser gaan, word ander familielede behandelings gegee om verspreiding van die siekte te voorkom. Die behoefte aan sulke behandeling is dat stuiptrekkings van hierdie tipe epilepsie aansteeklik kan wees. Hulle glo dat die besmetting afkomstig is van speeksel, stoelgang of urine, wat, indien dit tydens of na 'n beslaglegging gekontak word, die siekte kan oordra. Behandeling is nie altyd effektief nie. Wanneer 'n tradisionele geneser erken dat hy nie dieselfde bestanddele kan ken of opspoor wat gebruik word om epilepsie te veroorsaak nie, kan hy na 'n ander tradisionele geneser verwys. Sommige tradisionele genesers glo dat as 'n persoon tydens 'n aanval verbrand word, die aanvalle nie genees kan word nie, so baie tradisionele genesers sal nie probeer om epileptici met 'n geskiedenis van brandwonde te behandel nie. Baie van hierdie pasiënte gaan na die hospitaal vir behandeling van die brandwonde, maar sal na ander genesers gaan vir behandeling van die epilepsie. Tradisionele genesers verwys wel pasiënte vir wie behandeling misluk het na die hospitaal. Hulle kan ook selfverwysings van die hospitaal ontvang. Moderne dokters se behandelingsmislukkings is óf as gevolg van hul magteloosheid teen heksery óf aan onderdosering van medikasie.

Mite 40: Die smeer van peper of ander konkoksies op die oë kan epilepsie genees

Die toepassing van konkoksies op die oë kan nie epilepsie genees nie. Epilepsie word tradisioneel behandel met anti-aanvalle medikasie. Alhoewel hulle uiters nuttig kan wees, kan hierdie medikasie nie vir almal werk nie, en soos met enige medikasie, kom dit met 'n risiko van newe-effekte.

Sommige mense met epilepsie wend hulle tot natuurlike behandelings en alternatiewe terapieë om hul simptome te help verlig of hul behandelings aan te vul. Van kruie en vitamiene tot bioterugvoer en akupunktuur, daar is 'n aantal om van te kies.

Alhoewel sommige natuurlike behandelings deur 'n beskeie hoeveelheid navorsing gerugsteun word, is baie nie. Daar is baie minder bewyse wat natuurlike behandelings vir epilepsie ondersteun as konvensionele medisyne.

As jy belangstel om iets nuuts by jou epilepsiebehandelingsregime by te voeg, praat met jou dokter. U kan vind dat sommige natuurlike behandelings u huidige behandelingsplan kan aanvul. Tog, sommige kruie is gevaarlik en kan interaksie met effektiewe medikasie.

Om saam met 'n dokter te werk om die regte behandelings vir jou te ontdek, kan jou help om die potensiële voordele en risiko's te evalueer, asook om hulle jou te laat adviseer oor die stappe.

Met 'n toenemende mark en openbare belangstelling, het kruiebehandelings in gewildheid toegeneem. Daar blyk 'n kruie vir elke kwaal te wees. Sommige van die kruie wat die meeste vir epilepsie gebruik word, is: brandende bossie, grondsel, hidrokotiel, lelie van die vallei, maretak, byvoet, pioen, kopbeen, boom van die hemel en valeriaan

Volgens 'n 2003-studie het 'n handvol kruiemiddels wat in tradisionele Chinese, Japannese Kampo- en Indiese Ayurveda-medisyne gebruik word, antikonvulsiewe effekte getoon. Tog is daar geen gerandomiseerde, blinde, gekontroleerde studies om hul voordele te ondersteun nie. Die veiligheid, newe-effekte en interaksies word nie goed bestudeer nie.

Sommige van die bogenoemde natuurlike kruie kan eintlik siekte veroorsaak - selfs die dood. Tans is daar nie genoeg wetenskaplike bewyse dat die meeste kruiemiddels epilepsie suksesvol behandel nie. Die meeste bewyse is onbetroubaar.

Die Food and Drug Administration (FDA) reguleer ook nie kruieaanvullings nie. Kruie veroorsaak soms onaangename newe-effekte soos hoofpyn, uitslag en spysverteringsprobleme. Alhoewel sommige kruie epilepsie kan help, kan ander jou simptome vererger.

Kruie om te vermy: Gingko biloba en St. Janskruid (kan in wisselwerking wees met medikasie teen aanvalle), Kava, passieblom en valeriaan (kan kalmering verhoog), Knoffel (kan inmeng met jou medikasievlakke), Kamille (kan die uitwerking van jou medikasie verleng). medikasie), Schizandra (kan bykomende aanvalle veroorsaak), Kruie-aanvullings wat efedra of kafeïen bevat (kan aanvalle vererger - dit sluit guarana en kola in), kruisementtee

Sekere vitamiene kan help om die aantal aanvalle wat deur sommige tipes epilepsie veroorsaak word, te verminder, maar hou in gedagte dat vitamiene alleen nie werk nie. Hulle kan help dat sommige medikasie meer effektief werk of help om jou nodige dosis te verminder. Volg jou dokter se instruksies voordat jy vitamienaanvullings neem om 'n moontlike oordosis te voorkom.

Vitamien B6 word gebruik om 'n seldsame vorm van epilepsie bekend as piridoksienafhanklike aanvalle te behandel. Hierdie tipe epilepsie ontwikkel gewoonlik in die baarmoeder of kort na geboorte. Dit word veroorsaak deur jou liggaam se onvermoë om vitamien B-6 behoorlik te metaboliseer. Alhoewel die bewyse belowend is, is meer navorsing nodig om te bepaal of vitamien B-6-aanvulling mense met ander tipes epilepsie bevoordeel.

Ernstige magnesiumtekort kan die risiko van beslaglegging verhoog. Ouer navorsing dui daarop dat magnesiumaanvulling aanvalle kan verminder. Navorsers dui aan dat meer ewekansige, gekontroleerde proewe nodig is om magnesium se potensiële uitwerking op epilepsie beter te verstaan.

Sommige mense met epilepsie kan ook 'n vitamien E-tekort hê. 'n Studie van 2016 het bevind dat vitamien E antioksidantvermoëns verhoog. Hierdie navorsing het ook voorgestel dat dit help om aanvalle te verminder by mense met epilepsie wie se simptome nie deur konvensionele middels beheer word nie. Die studie het tot die gevolgtrekking gekom dat vitamien E veilig kan wees om saam met tradisionele medisyne vir epilepsie te neem. Meer navorsing is egter nodig.

Medikasie wat gebruik word om epilepsie te behandel, kan ook biotien- of vitamien D-tekort veroorsaak en jou simptome vererger. In hierdie gevalle kan jou dokter vitamiene aanbeveel om jou toestand te help bestuur.

Babas met aanvalle wat veroorsaak word deur serebrale folaattekort kan baat vind by aanvulling. Foliensuuraanvulling by mense met epilepsie en folaattekorte van ander faktore kan meer skade as goed veroorsaak. Neem dit slegs onder jou dokter se toesig.

Sekere dieetveranderinge kan ook help om aanvalle te verminder. Die bekendste dieet is die ketogeniese dieet, wat daarop fokus om 'n hoër verhouding van vette te eet. Die ketogeniese dieet word beskou as 'n lae-koolhidraat, lae-proteïen dieet. Hierdie soort eetpatroon sal vermoedelik help om aanvalle te verminder, hoewel dokters nie presies weet hoekom nie. Kinders met epilepsie word dikwels op die ketogeniese dieet geplaas. Baie mense vind die beperkings uitdagend. Tog kan hierdie tipe dieet ander behandelingsmaatreëls aanvul om aanvalle te help verminder.

In 2002 het Johns Hopkins Medicine 'n aangepaste Atkins-dieet geskep as 'n lae-koolhidraat, hoë-vet alternatief vir die ketogeniese dieet vir volwassenes met epilepsie. Die organisasie dui aan dat onlangse studies toon die dieet verlaag aanvalle by byna die helfte van diegene wat dit probeer. Geen vas of tel kalorieë is nodig nie. 'n Afname in aanvalle word dikwels binne 'n paar maande gesien.

Sommige mense met epilepsie probeer om hul breinaktiwiteit te beheer om die tempo van aanvalle te verminder. Die teorie is dat as jy simptome van 'n naderende aanval kan opspoor, kan jy dit dalk stop. Baie mense met epilepsie ervaar aura-simptome ongeveer twintig minute voor 'n aanval plaasvind. Jy mag dalk ongewone reuke sien, vreemde ligte sien of vaag visie hê. U kan simptome vir 'n paar dae ervaar wat tot die gebeurtenis lei. Hierdie simptome kan insluit: angs, depressie, moegheid en/of erge hoofpyn.

Selfbeheersingsmetodes word gebruik om die intensiteit van die aanval te voorkom of te verminder sodra dit aankom. Daar is verskeie tegnieke, wat almal goeie konsentrasie en fokus verg. Voorbeelde is: meditasie, stap, om jouself in 'n taak te verdiep, 'n sterk reuk te snuif, of om letterlik die aanval "nee" te sê. Die probleem met hierdie metodes is dat daar geen enkele tegniek is om 'n beslaglegging te stop nie. En daar is geen waarborg dat enige van hulle elke keer sal werk nie.

Nog 'n benadering behels bioterugvoer. Soos selfbeheermaatreëls, is die doel van die proses om beheer oor jou breinaktiwiteit te neem. Bioterugvoer maak gebruik van elektriese sensors om breingolwe te verander. Ten minste een studie het bevind dat bioterugvoer aanvalle aansienlik verminder het by mense met epilepsie wat nie hul simptome met konvensionele middels kon bestuur nie. Fisioterapeute gebruik gewoonlik bioterugvoer. As jy belangstel om meer uit te vind oor hierdie prosedure, soek 'n professionele persoon met geloofsbriewe. Dit kan moeilik wees om jou toestand met selfbeheersing en bioterugvoer alleen te bestuur. Beide prosedures vereis tyd, volharding en konsekwentheid om te bemeester. As jy besluit om hierdie roete te gaan, wees geduldig. Moenie enige voorgeskrewe medikasie verminder of ophou neem sonder jou dokter se goedkeuring nie.

Akupunktuur en chiropraktiese behandelings word soms as alternatiewe vir konvensionele epilepsiebehandeling beskou. Die presiese manier waarop akupunktuur help, word nog nie verstaan nie, maar die antieke Chinese praktyk word gebruik om chroniese pyn en ander mediese probleme te verlig. Daar word gedink dat deur fyn naalde in spesifieke dele van die liggaam te plaas, praktisyns die liggaam help om homself te genees.

Akupunktuur kan breinaktiwiteit verander om aanvalle te verminder. Een hipotese is dat akupunktuur epilepsie in toom kan hou deur parasimpatiese toon te verhoog en outonome disfunksie te verander. Die praktyk klink goed in teorie, maar daar is geen wetenskaplike bewyse om te bewys dat akupunktuur 'n effektiewe epilepsie-behandeling is nie. Spinale manipulasies in chiropraktiese sorg kan ook die liggaam help om homself te genees. Sommige chiropraktisyns gebruik spesifieke manipulasies om aanvalle op 'n gereelde basis te help beheer. Soos akupunktuur, word chiropraktiese sorg nie algemeen beskou as 'n effektiewe vorm van epilepsiebehandeling nie.

Vir die grootste deel is bewyse wat natuurlike behandelings vir epilepsie ondersteun, anekdoties. Daar is geen navorsing om veilige gebruik te ondersteun nie. Daar is ook geen enkele behandeling of alternatiewe middel wat vir almal sal werk nie. Jou neuroloog is jou beste bron van inligting oor epilepsie en sorg. Jou brein is 'n komplekse netwerk. Elke geval is anders, en aanvalle wissel in erns en frekwensie. Verskillende soorte epilepsie reageer ook op verskillende kruie en verskillende medikasie. Kruie of ander natuurlike behandelings kan inmeng met medikasie en kan lei tot aanvalle.

Baie mense probeer verskillende behandelingsmetodes totdat hulle een vind wat die beste vir hulle werk. Epilepsie is 'n ernstige afwyking, en dit is belangrik om aanvalle te voorkom. Natuurlike behandelings kan jou mediese behandeling aanvul. In sommige gevalle kan hierdie terapieë selfs jou behandeling verbeter. Ondanks hul potensiaal hou natuurlike behandelings egter steeds beduidende risiko's in. Dit is veral die geval met kruie en vitamiene, aangesien hulle met sommige medikasie kan interaksie hê. Sommige aanvullings kan selfs so kragtig soos konvensionele middels wees. Maak seker dat jy jou dokter raadpleeg voordat jy enige kruie of aanvullings by jou regime voeg.

Jy moet nie natuurlike behandelings vir epilepsie afslag nie, maar behandel dit as aparte opsies vir epilepsiesorg. Let op watter metodes jou interesseer en bespreek dit met jou dokter voordat jy dit probeer. Die veiligste manier om epilepsie te behandel, is in volle konsultasie met jou neuroloog. Om kruie of ander behandelings by te voeg sonder om dit te raadpleeg, kan inmeng met jou medikasie se doeltreffendheid en kan meer aanvalle veroorsaak.

Mite 41: Brandende voete kan epilepsie genees

Idees wat vir ons baie vreemd voorkom, het deur ons geskiedenis sienings van epilepsie gevorm. 'n Aantal kreatiewe, maar meestal ondoeltreffende genesings is gepoog. Ouer geskrifte getuig van die feit dat daar deur die geskiedenis teen persone met epileptiese aanvalle gediskrimineer is. Ons kan ons skaars indink hoe dit was om met sulke aanvalle te leef in 'n era toe mense geglo het dat dit deur bose geeste veroorsaak is en dat die geeste ander kan aantas of besmet.

'n Bekende neuroloog het beweer dat die geskiedenis van epilepsie opgesom kan word as vierduisend jaar van onkunde, vrees en stigma, gevolg deur honderd jaar van kennis, vrees en stigma. In hedendaagse Noorweë kan beide kinders en volwassenes met epilepsie stories vertel van uitsluiting as gevolg van vrees en vrees in die samelewing. Die mites rondom epilepsie duur voort, en baie van hulle duur steeds voort. Dokters en gesondheidspersoneel moet poog om epilepsie te de-mistifiseer en sodoende die pasiënt se lewenskwaliteit te help verbeter.

Deur die geskiedenis heen is epilepsie onder baie name bekend. Die term epilepsie is deur Hippokrates bekendgestel en is afgelei van Grieks "om te gryp, vas te gryp". Baie ander benamings is gebruik: die heilige siekte, die groot siekte, die vallende siekte en vele ander (in Noors: fallsott, brotfall, fang, fangkrampe, ilske, brot, krampeslag, slau, begavning), insluitend die goddelose/bose siekte en waansin.

Die term "die vallende siekte" weerspieël die oortuiging dat die lyer tydens 'n aanval op die grond na die hel en die duiwel sou val. "Fang" of "fangkrampe" verwys na die oortuiging dat die wesens van die onderwêreld die lyer sal aangryp of omhels, en die krampe is sy of haar pogings om vry van hierdie omhelsing te worstel.

Die benaming "begavning" ("gawe") getuig van die feit dat epilepsie ook geassosieer is met spesiale vermoëns, insluitend die vermoë om ander te genees. In Noorweë is Knut Rasmussen Nordgarden (1792 – 1876) waarskynlik die bekendste figuur. Hy het in VestreGausdal gewoon en het die naam Knut die Wyse genoem. Mense het van heinde en ver na hom gekom om van siekte genees te word.

“Die heilige siekte” is gebruik omdat mense ook geglo het dat epileptici kontak met God het. Een voorbeeld is Christina the Astonishing (1150 – 1224), ook bekend as Christina Mirabilis. Sy was 'n arm, weeslose boeremeisie van België wat op 'n jong ouderdom 'n ernstige epileptiese aanval gekry het. Ná die beslaglegging het mense geglo dat sy dood is en voortgegaan om haar te begrawe. Skielik het Christina uitgeroep: "Die stank van die menslike sonde is vir my ondraaglik!" Later in haar lewe het sy 'n aantal wonderbaarlike dade verrig. Sy het 'n simbool geword van menslike lyding en van die behoefte om stigma en vooroordeel te verban.

Die term "waansin" spruit uit 'n idee dat geestesversteurings nou gekoppel is aan die fases van die maan. In Noorweë is die diagnose insaniaepileptica (epileptiese waansin) geruime tyd gebruik. In 1925 is altesaam tweehonderd-drie-en-twintig persone met hierdie diagnose in die hospitaal opgeneem. Die term "hysteroepilepsie" is deur die Franse neuroloog Jean Martin Charcot geskep om aanvalle te beskryf wat neurotiese pasiënte gely het nadat hulle epileptiese aanvalle by pasiënte op dieselfde saal waargeneem het.

In die Oudheid is epilepsie beskou as 'n heilige siekte wat deur die gode toegedien is. Die behandeling het bestaan uit offers en godsdienstige rituele wat deur priesters voorgesit is.

Vir eeue is geglo dat epilepsie deur bose geeste, kabouters en demone ("morbusdaemonicus") veroorsaak is. Epilepsie is ook aan heksery verbind. 'n Handboek van 1494, Malleus Maleficarum (Die Hamer van Hekse), beweer dat hekse spesiale eienskappe gehad het, insluitend epileptiese aanvalle.

Nordiese volksverhale uit die sewentiende, agtiende en negentiende eeue toon dat epilepsie vermoedelik die gevolg was van voorvalle tydens swangerskap. Die swanger vrou moet vermy om "nalatig" te wees – anders sou die kind aan die vallende siekte ly. Swanger vroue moes enigiets wat ineengestort het versigtig vermy. Hulle moet byvoorbeeld nie oor 'n ineengestorte heining klim nie, nie iemand aanskou wat besig was om 'n weef te ontrafel nie en geen voorwerp op die grond laat val nie. As hulle iemand sien omval, moet hulle hulle altyd help om op hul voete te staan om die magte van magie te vermy. In die dorpie Slätthög in Småland, Swede, is gesê dat 'n mens moet oppas om nie 'n kind se badwater direk op die grond uit te gooi nie. Indien wel, sou die water die wesens van die onderwêreld bereik, wat later wraak sou neem deur die kind epilepsie toe te dien.

Dit was ook 'n wydverspreide opvatting dat epilepsie God se straf kan wees vir bose dade wat deur die lyer of sy of haar voorvaders gepleeg is.

Kerstening het die geloof in genesing deur godsdienstige rituele versterk. Die Nuwe Testament beskryf hoe Jesus 'n seun genees wat aan "waansin" gely het, dit wil sê epilepsie: "En Jesus het die duiwel bestraf, en hy het uit hom gewyk, en die kind is van daardie selfde uur af genees." Die geneesmiddels wat die meeste gebruik word, het gebed, vas, opofferings en uitdrywings (uitdrywing van demone) ingesluit. Sekere heiliges is ook opgeroep.

"Om die siekte in die grond te sit" was 'n algemene behandelingsbeginsel. Om siektes in die grond in te voer, kan die pasiënt byvoorbeeld 'n arm wat tydens 'n beslaglegging ruk op die grond plaas. "Stop", dit wil sê om die pasiënt deur 'n natuurlike opening te trek, soos 'n klipskeur of 'n hol boom, kan ook help om aanvalle te voorkom.

Daar is ook geglo dat die dra van 'n amulet of 'n sakkie gevul met gedroogde diere-organe om die nek 'n genesende effek kan hê. Ander vorme van behandeling sluit in kastrasie, bloedlating, bloedsuiers en kraniotomie (om bose geeste vry te laat), as van verbrande klere wat tydens aanvalle gedra is, kruie, verskeie metale, bloed van mense en diere, urine en gemaalde menslike skedels. Die metodes was op sy beste ondoeltreffend, en in die ergste geval direk skadelik. Bloedlating is ook gebruik as 'n kuur vir epilepsie. Die drink van menslike of dierlike bloed is ook gereeld as behandelingsmetode gebruik.

In die vroeë dae van drukwerk het kruiehandleidings 'n belangrike rol gespeel. Die boeke sou dikwels deur die plaaslike biskop geseën word, wat sou spesifiseer dat "hierdie kruie sal help – as God wil".

Bromiedsoute is in die 1930's in Noorweë in die behandeling van epilepsie ingebring en het tot ongeveer 1950 in gebruik gebly. Die soute is dikwels by brood gevoeg. Die praktyk het voortgegaan ten spyte van die feit dat ander en doeltreffender middels ingestel is. Die bromiedsoute het die aanvalle verminder, maar kan ernstige nadelige gevolge hê, soos groot swere op die vel. Ongelukkig toon die geskiedenis dat sodra 'n behandelingsmetode ingestel is, dit 'n lang tyd kan duur voordat dit laat vaar word, al is bewys dat dit skadelik is.

Lobotomie is vanaf die 1940's tot 1957 as 'n behandelingsmetode in Noorse psigiatriese hospitale gebruik. Dit is minder bekend dat persone met epilepsie ook aan hierdie behandeling onderwerp is, wat verskillende grade van breinskade tot gevolg gehad het. Sommige van diegene wat nie vooraf aan epilepsie gely het nie, het post-operatiewe epilepsie ontwikkel, asook ander tekens van frontale lobbeserings.

Deur baie eeue is sekere vorme van epileptiese aanvalle, byvoorbeeld komplekse gedeeltelike aanvalle gekenmerk deur afsydigheid en vreemde gedrag, as waansin geïnterpreteer. Toe psigiatriese asiele in die 1800's gestig is, is baie epileptici daarheen gestuur.

In die laat negentiende eeu is epilepsie as 'n degeneratiewe siekte beskou. "Die sogenaamde epileptiese degenerasie sluit die ontwikkeling van 'n wanbalans van die verstand, morele gebreke, bedrog, ruggraatloosheid, dikwels dipsomanie en 'n voorliefde vir rondswerwing in."

Dell het die kenmerke van persone met epilepsie so beskryf: die pasiënt was "kranksinnig en kwaadwillig met 'n geneigdheid tot onvoorspelbare aanvalle van geweld en waansin, miskien moorddadige neigings en sekerlik morele verdorwenheid". Hipergodsdienstigheid, hipergrafie en hiposeksualiteit is ook as kenmerke van die epileptiese persoonlikheid beskou.

Gemerk deur die sosiale stigma wat die diagnose vergesel het, het mense met epilepsie alhoewel alle ouderdomme probleme ondervind om werk te kry. Baie is gedwing om te bedel, ander het toevallige werk geneem en ander was op armverligting. In die breë wêreld bly werkloosheid hoog onder mense met epilepsie, en diskriminasie in die arbeidsmark is steeds algemeen, selfs in die een-en-twintigste eeu.

Die Duitse psigiater Hans Berger, wat elektroenkefalografie (EEG) in 1924 ontdek het, was die eerste wat gewys het dat epilepsie met abnormale elektriese aktiwiteit in die brein geassosieer word. Ongelukkig het dit nie gehelp om mense se siening van epilepsie in enige noemenswaardige mate te verander nie.

In Duitsland is in die 1920's aanvaar dat tagtig persent van diegene wat in die epilepsiekolonies gewoon het 'n oorerflike vorm van epilepsie gehad het. Hierdie era is gekenmerk deur idees van rashigiëne. Persone met oorerflike siektes, insluitend epilepsie, sou verbied word om kinders te hê. Gedwonge sterilisasies en uitwissing van alle gestremde kinders onder die ouderdom van drie is begin. In die praktyk is alle gestremdes tot die ouderdom van sewentien doodgemaak.

In die tydperk 1907 – 1964 is altesaam sestigduisend mense met epilepsie gesteriliseer, insluitend dertig in Noorweë. In Noorweë was almal tot 1969 verplig om sy of haar epilepsie voor die huwelik bekend te maak. Indien sulke inligting weerhou word, kan die huwelik nietig verklaar word.

Die regstelling van mites en wanopvattings oor epilepsie was 'n stadige proses. Tot vandag toe ervaar baie die vooroordele as 'n bykomende las wat net so moeilik is om te hanteer soos die epilepsie self. Dit is hoekom so baie mense met epilepsie aan depressie en angs ly en nie lus is daarvoor dat ander moet weet dat hulle epilepsie het nie. Dit is nie aanvaarbaar nie, maar ons kan die lewens van mense met epilepsie verbeter deur bewustheid van die versteuring te verhoog.

Dankie

Ek wil net baie dankie sê aan al my lesers en ondersteuners, asook al die lede van my Facebook-groep: "Epilepsie Vrae en Antwoorde" wat help om die epilepsie gemeenskap en hul families en vriende te ondersteun en bewus te maak. Los asseblief 'n resensie oor my boek/e op jou gekose platform.

Also by Bernadette Booysen

Epilepsy
My Lessons and Experiences
The Myths and the Facts
Los Mitos y los Hechos
الأساطير و الحقائق
�����
Die Mythen und die Fakten
I Miti e i Fatti
Os Mitos e os Fatos
Мифы и факты
���� �� ����
�����
Les mythes et les faits
Die Mites en die Feite

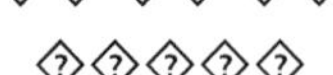

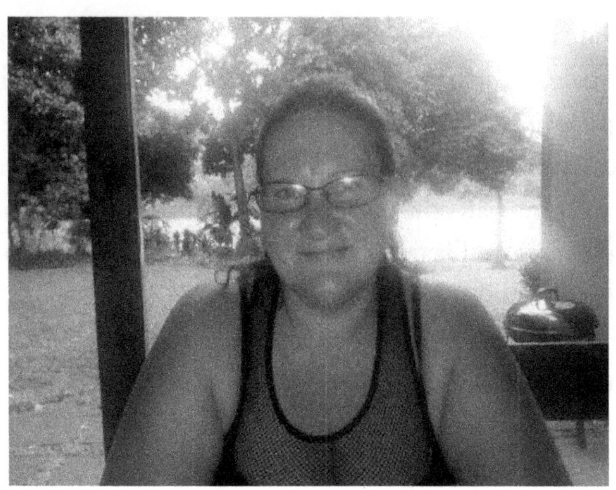

About the Author

Ek het onlangs besluit om hierdie reis aan te pak om bewustheid van epilepsie oor die wêreld heen te versprei. Mense met epilepsie en hul vriende en familie vind dit moeilik om akkurate inligting oor epilepsie te vind wat "normale" mense kan verstaan. Dit is waar my boeke inkom - eenvoudige en maklik verstaanbare verduidelikings oor baie onderwerpe wat met epilepsie verband hou. Ek is maar net nog 'n persoon met epilepsie – gediagnoseer in 1997 met tonies-kloniese aanvalle en miokloniese skok. Dit was toe baie moeilik om inligting oor epilepsie te kry wat nie wetenskaplik was nie en vol mediese terme wat ek destyds nie verstaan het nie. Daar was byna geen bewustheid van epilepsie nie en baie van die mites oor epilepsie is steeds sterk geglo deur die meeste mense met wie ek ontmoet of gepraat het. Dit is nou baie makliker om die inligting te vind, maar mediese terme is steeds oral en die mites word steeds deur baie mense geglo, wat dit moeilik maak om akkurate inligting te verstaan en te vind, veral vir mense wat nuut met Epilepsie gediagnoseer is. Sowat agt jaar gelede het ek baie navorsing begin doen en boek na boek van inligting oor epilepsie versamel en ek het in die proses baie geleer. Ek het besluit om alles wat ek geleer het te deel met ander mense met epilepsie wat ook op soek was na meer inligting oor die toestand, so so vyf jaar gelede het ek my Facebook-groep begin – Epilepsie Vrae en Antwoorde. Mense met epilepsie kan by die groep aansluit en enigiets vra wat hulle wil, belangstel of selfs vra, en hulle kan dit anoniem doen as hulle verkies, as gevolg van al die stigma wat aan mense met epilepsie kleef. Ek weet ons is almal baie besig om ons lewens te lei en het nie altyd die tyd om die klein dingetjies gedoen te kry nie, maar ek wil julle almal vra om vinnig terug te kyk en inligting oor jouself en jou redes te verskaf belangstelling om epilepsie te verlaat. Ek sal ook graag van jou en jou storie wil hoor! Baie dankie!

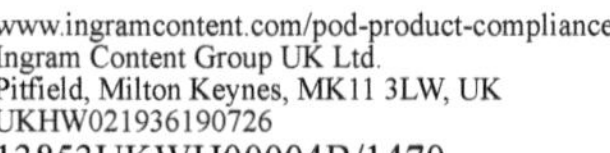

www.ingramcontent.com/pod-product-compliance
Ingram Content Group UK Ltd.
Pitfield, Milton Keynes, MK11 3LW, UK
UKHW021936190726
13853UKWH00004B/1470

9 798215 711385